浙派中医丛书·原著系列第二辑

医家四要

清·江诚　程曦　雷大震　纂

李晓寅　校注

全国百佳图书出版单位
中国中医药出版社
·北京·

图书在版编目（CIP）数据

医家四要 / （清）江诚，（清）程曦，（清）雷大震纂；李晓寅校注 . —北京：
中国中医药出版社，2023.5
（浙派中医丛书）
ISBN 978 – 7 – 5132 – 8096 – 9

Ⅰ . ①医… Ⅱ . ①江… ②程… ③雷… ④李… Ⅲ . ①中国医药学—古
籍—中国—清代 Ⅳ . ① R2

中国国家版本馆 CIP 数据核字（2023）第 050974 号

中国中医药出版社出版

北京经济技术开发区科创十三街 31 号院二区 8 号楼
邮政编码 100176
传真 010-64405721
山东润声印务有限公司印刷
各地新华书店经销

开本 710×1000 1/16 印张 9.75 字数 142 千字
2023 年 5 月第 1 版 2023 年 5 月第 1 次印刷
书号 ISBN 978 – 7 – 5132 – 8096 – 9

定价 49.00 元
网址 www.cptcm.com

服 务 热 线 010-64405510
购 书 热 线 010-89535836
维 权 打 假 010-64405753

微信服务号 zgzyycbs
微商城网址 https://kdt.im/LIdUGr
官 方 微 博 http://e.weibo.com/cptcm
天猫旗舰店网址 https://zgzyycbs.tmall.com

《浙派中医丛书》组织机构

指导委员会

主 任 委 员 王仁元　曹启峰　谢国建　朱　炜　肖鲁伟
　　　　　　 范永升　柴可群

副主任委员 蔡利辉　曾晓飞　胡智明　黄飞华　王晓鸣

委　　　员 陈良敏　郑名友　程　林　赵桂芝　姜　洋

专　家　组

组　　长 盛增秀　朱建平

副 组 长 肖鲁伟　范永升　连建伟　王晓鸣　刘时觉

成　　员（以姓氏笔画为序）
　　　　　 王　英　朱德明　竹剑平　江凌圳　沈钦荣
　　　　　 陈永灿　郑　洪　胡　滨

项目办公室

办 公 室 浙江省中医药研究院中医文献信息研究所

主　　任 江凌圳

副 主 任 庄爱文　李晓寅

总　序

　　浙江位居我国东南沿海，地灵人杰，人文荟萃，文化底蕴十分深厚，素有"文化之邦"的美誉。就拿中医中药来说，在其发展的历史长河中，历代名家辈出，著述琳琅满目，取得了极其辉煌的成就。

　　由于浙江省地域不同，中医传承脉络有异，从而形成了一批各具特色的医学流派，使中医学术呈现出百花齐放、百家争鸣的繁荣景象。其中丹溪学派、温补学派、钱塘医派、永嘉医派、绍派伤寒等最负盛名，影响遍及海内外。临床各科更是异彩纷呈，涌现出诸多颇具名望的专科流派，如宁波宋氏妇科和董氏儿科、湖州凌氏针灸、武康姚氏世医、桐乡陈木扇女科、萧山竹林寺女科、绍兴三六九伤科，等等，至今仍为当地百姓的健康保驾护航，厥功甚伟。

　　值得一提的是，古往今来，浙江省中医药界还出现了为数众多的知名品牌，如著名道地药材"浙八味"，名老药店"胡庆余堂"等，更是名驰遐迩，誉享全国。由是观之，这些宝贵的学术流派和中医药财富，很值得传承与弘扬。

　　有鉴于此，浙江省中医药学会为发扬光大浙江省中医药学术流派精华，凝练浙江中医药学术流派的区域特点和学术内涵，由对浙江中医药学术流派有深入研究的浙江中医药大学原校长范永升教授亲自领衔，凝心聚力，集思广益，最终打出了"浙派中医"这面能代表浙江省中医药特色、优势和成就的大旗。此举，得到了浙江省委省政府、浙江省卫生健康委员会和浙江省中医药管理局的热情鼓励和大力支持。

《中共浙江省委 浙江省人民政府 关于促进中医药传承创新发展的实施意见》提出要"打造'浙派中医'文化品牌，实施'浙派中医'传承创新工程，深入开展中医药文化推进行动计划。加强中医药传统文献研究，编撰'浙派中医'系列丛书"。浙江省中医药学会先后在省内各地多次举办有关"浙派中医"的巡讲和培训等学术活动，气氛热烈，形势喜人。

浙江省中医药研究院中医文献信息研究所为贯彻习近平总书记关于中医药工作的重要论述精神和《中共浙江省委 浙江省人民政府 关于促进中医药传承创新发展的实施意见》，结合该所的专业特长，组织省内有关单位和人员，主动申报并承担了浙江省中医药科技计划《浙派中医》系列研究丛书编撰工程"，省中医药管理局将其列入中医药现代化专项。在课题实施过程中，项目组人员不辞辛劳，在广搜文献、深入调研的基础上，按《浙派中医丛书》编写计划，分原著系列、专题系列、品牌系列三大板块，殚心竭力地进行编撰出版，我感到非常欣慰。

我生在浙江，长在浙江，在浙江从事中医药事业已经五十余年，虽然年近九秩，但是继承发扬中医药的初心不改。我十分感谢为编写《浙派中医丛书》付出辛勤劳作的同志们。专著的陆续出版，必将为我省医学史的研究增添浓重一笔；必将会对我省乃至全国中医药学术流派的传承和创新起到促进作用。我更期望我省中医人努力奋斗，砥砺前行，将"浙派中医"的整理研究工作做得更好，把这张"金名片"擦得更亮，为建设浙江中医药强省做出更大的贡献。

葛琳仪

写于辛丑年孟春

注：葛琳仪，国医大师、浙江中医学院原院长

前　言

　　"浙派中医"是浙江省中医学术流派的概称，是浙江省中医药学术的一张熠熠生辉的"金名片"。近年来，在上级主管部门的支持下，浙江省中医界正在开展规模宏大的浙派中医的传承和弘扬工作，根据浙江省卫生健康委员会、浙江省文化和旅游厅、浙江省中医药管理局印发的《浙江省中医药文化推进行动计划》（2019—2025年）的通知精神，特别是主要任务中打造"浙派中医"文化品牌——编撰中医药文化丛书，梳理浙江中医药发展源流与脉络，整理医学文献古籍，出版浙江中医药文化、"浙派中医"历代文献精华、名医学术精华、流派世家研究精华、"浙产名药"博览等丛书，全面展现浙江中医药学术与文化成就。根据这一任务，2019年浙江省中医药研究院中医文献信息研究所策划了《浙派中医丛书》（原著、专题、品牌系列）编撰工程，总体计划出书60种，得到浙江省中医药现代化专项的支持，立项（项目编号2020ZX002）启动。

　　《浙派中医丛书》原著系列指对"浙派中医"历代文献精华，特别是重要的代表性古籍，按照中华中医药学会2012年版《中医古籍整理规范》进行整理研究，包括作者和成书考证、版本调研、原文标点、注释、校勘、学术思想研究等，形成传世、通行点校本，陆续出版，尤其是对从未整理过的善本、孤本进行影印出版，以期进一步整理研究；专题系列指对"浙派中医"的学派、医派、中医专科流派等进行系统介绍，深入挖掘其临床经验和学术思想，切实地做好文献为临床服务；品牌系列指将名医杨继洲、朱丹溪，名店胡庆余堂，名药"浙八味"等在浙江地域甚至国内外享有较高知名度的人、物进行整理研究编纂成书，突出文化内涵和打造文化品牌。

《浙派中医丛书》从2020年启动以来，得到了浙江省人民政府、浙江省卫生健康委员会、浙江省中医药管理局的大力支持，得到了浙江省内和国内对浙派中医有长期研究的文献整理研究人员的积极参与，涉及单位逾十家，作者上百位，大家有一个共同的心愿，就是要把"浙派中医"这张"金名片"擦得更亮，进一步提高浙江中医药大省在海内外的知名度和影响力。

2020年至今，我们经历了新冠肺炎疫情，版本调研多次受阻，线下会议多次受影响，专家意见反复碰撞，尽管任务艰巨，但我们始终满怀信心，在反复沟通中摸索，在不断摸索中积累，继原著系列第一辑刊印出版后，原著系列第二辑、专题系列、品牌系列也陆续交稿，使《浙派中医丛书》三个系列均有代表著作问世。

还需要说明的是，本丛书专题系列由于各学术流派内容和特色有所不同，品牌系列亦存在类似情况，本着实事求是的原则，各书的体例不强求统一，酌情而定。

科学有险阻，苦战能过关。只要我们艰苦奋斗，协作攻关，《浙派中医丛书》的编撰工程，一定能胜利完成，殷切期望读者多提宝贵意见和建议，使我们将这项功在当代，利在千秋的大事做得更强更好。

《浙派中医丛书》编委会

2022年4月

校注说明

　　《医家四要》卷端署"三衢江诚抱一甫、新安程曦锦雯甫、三衢雷大震福亭甫同纂",系三人将师长雷丰平日选读之书,以脉、病、方、药四要为纲,分门别类而纂,并经雷丰鉴定刊行。雷丰(?—1888),字少逸,一字松存,擅长时病,著有《时病论》,另辑《灸法秘传》。江诚(生卒年不详),为雷少逸弟子,字抱一,衢州西安县(地属今浙江省衢州市)人。除《医家四要》外,著有《医粹》一书,另增补萍香居士《本草诗》而成《本草诗补》,原本均未见。程曦(生卒年不详),为雷少逸弟子,原名大曦,字锦雯,一作敬文,监生出身,原籍安徽歙县,祖上侨居衢州西安县。医术之外,长于诗文及数学。整理注释其先祖程正通医著《仙方遗迹》。雷大震(生卒年不详),为雷少逸之子,字黻廷、馥亭、福亭,曾于杭州湖墅行医。

　　据卷首刘国光序中所述成书原委,结合落款时间,本书成于清光绪十年(1884),初为雷氏家藏版,后几经传抄翻刻。现存主要版本有:清光绪十二年(1886)豫章邓灿堂刻本,1916年上海千顷堂书局石印本,1921年无锡日升山房刻本,成都昌福公司铅印本,以及两种清代抄本。

　　此次校注以上海图书馆藏清光绪十二年(1886)豫章邓灿堂刻本为底本。该版本为能确定的最早版本,且牌记示"养鹤山房藏板",养鹤山房系雷氏家族堂号,内容最为可靠。后世版本中选定上海图书馆藏1921年无锡日升山房刻本(下文简称"日升山房本")为主校本,上海图书馆藏 1916 年上海千顷堂书局石印本（下文简称"千顷堂本"）为参校本。现将校注的具体原则说明如下。

1. 原书为繁体竖排，现改为简体横排，并进行现代标点。凡指文字方位的"右""左"，径改为"上""下"。

2. 异体字、古字、俗字径改。通假字保留原字，于首见处出注说明，并出书证。

3. 对难读难认的字，采取拼音和直音相结合的方法标明，若无浅显的同音汉字，则只标拼音。

4. 对费解的字和词、成语、典故等，予以训释，用浅显的文句解释其含义，力求简洁明了，避免烦琐考据。

5. 不规范的药名用字径改。

6. 底本与校本文字不一，若显系底本错讹而校本正确者，则据校本改正或增删底本原文，并出校记；如属校本有误而底本不误者，则不出校；若难以肯定何者为是，但以校本文义较胜而有一定参考价值，或两者文字均有可取之处需要并存者，则出校记，说明互异之处，但不改动底本原文。

7. 原书引用他人论述，特别是引用古代文献，每有剪裁省略，凡不失原意者，一般不据他书改动原文；若引文与原意有悖者，则予以校勘。

8. 原书卷四药品分类的标注，采用药物类别加【 】的方式，如【兽部】，以利于阅读。

校注者

2023 年 2 月

序

　　凡业之精，必有可传；凡业之传，必有其要。羿之的，和之矢，共鼓、化狐①之舟车。父以是诏其子，子以是承之父，师以是授其弟，弟以是受之师，皆不离乎近是也。雷君少逸，以医世其学，其尊人逸仙先生方案遗稿及少逸《时病论》，余既已序而行之，兹又得其门下士程生锦雯、江生抱一，与少逸喆嗣福亭，共纂《医家四要》一编，即脉诀、病机、汤方、药性四类，各掇少逸平日选读之书，别类分门，括歌汇赋，以共成是编也。其中去泛删繁，辞明义显，便于记诵，极易入门，诚为医家至要至约之诀，学者得能参透其理，则临证头头是道矣。夫人不患择之不精，特患守之不约，不约而能精，古未之有是也。医之为道，始于炎帝、轩、岐，继之越人、长沙，世以衍其端绪，而一灯之传，至今不替。然浅近者，既囿于见闻，无以窥其奥窔②，而语高深者，又逞逞③故艰其门径，涩其句读，以自矜为不传之秘。于是医之说愈繁，医之途愈杂，充其弊，且不至以病试药不止，草菅人命，诒误苍生。古今一辙，曷可胜叹！

　　今少逸父子祖孙，一家渊源，其于脉病方药四者，既皆有以别其流派，得其要领，投之所向，无不如意。而其门下士，亦类能雒④守师

---

　　① 共鼓 化狐：人名，"化狐"也作"化狄""货狄"。传说二人均为黄帝臣，为始作舟楫者。

　　② 窔（yào 要）：比喻深奥的境界。

　　③ 逞逞：显示，施展，炫耀，卖弄（自己的才能、威风等）。

　　④ 雒（luò 落）：疑为"恪"字之讹。

说，择精语详，共述斯编，相与以有成。吾知他日因流溯源，必有开卷了然，如亲见其父子师生讲授一堂，而钦迟不已者，则是编之出也，直不啻昔人之所谓精骑三千。其循以治病，直如高屋建瓴，筋节既得，所当无不立解耳。其于寿身寿世也，何难之有？余故亟为之序以行。

光绪十年岁次甲申季夏
中浣知衢州府事楚北安州刘国光宾臣氏撰

目 录

卷三　方歌别类

凡 例

第一卷

是书首论脉诀。凡临证必先诊脉，若平日不熟习于指下，焉能察其表里寒热之疴，而投汗下温凉之剂？更附十二经络、内景部位、五运六气、万金一统等说，此皆从诸书选摘最浅最明之训，盖欲学者入门易易耳。

第二卷

脉诀既识，即当熟悉病机。诸家之书，繁而难记，惟古传《七十二论》最为简约。第其中尚有欠妥之处，今遵其条目而删补之，皆系先贤名论，不敢以臆说混入。所有伤寒妇科，仍载于内，虽未精详，亦可略知大约。

第三卷

病机既明，当知丸散汤方。讱庵①汤歌，未尝不善，但其门类过简。今选时用诸方，分门别类，计四十篇，载明某方治某病，括为长歌，便于记诵。或遇合韵之处，仍录讱庵原句，后附君臣佐使配药，七方十剂治病，及用水煎法，使学者了如指掌。得能玩熟，则临证自无束手之虞。

第四卷

古人汤散，有用二三味，或用十数味，务宜临症减增，药性必须熟读。兹仿东垣寒热温平之赋，新编四篇，较多一百余品。凡用药有炮制之法，又有相须同类，皆不可不知，所以每品之下，一一载明，更载草木金石各部，以备参考。至于药性大意，并相反、相畏之歌，皆遵古本，附录于后。

---

① 讱庵：即清代医家汪昂（1615—1694），字讱庵，初名恒，安徽休宁县城西门人，编著有《素问灵枢类纂约注》《医方集解》《本草备要》《汤头歌诀》等。

脉之名义

《内经》曰：上焦开发，宣五谷味，熏肤充身泽毛，若雾露之溉，是谓气；中焦受气，取汁变化而赤，是谓血；壅遏营气，令无所避，是谓脉。夫脉者，气血之先也，非气非血，主宰乎气血之神，所以行气行血者也，故脉贵有神。人禀阴阳五行之气以生，手三阳三阴，足三阳三阴，十二经脉，环络一身，往来流通，无少间断，应于两手六部，此脉之部位，学者所当先知也。

诊脉大法

经云：诊法常以平旦，阴气未动，阳气未散，饮食未进，经脉未盛，络脉调匀，气血未乱，故乃可诊有过之脉。凡诊先以三指齐按，所以察其大纲，如阴阳、表里、上下、来去、长短、溢脉覆脉之类是也。后以逐指单按所以察其部分，每部下指，先定经脉时脉，以审胃气；分表里、寒热、虚实，辨气分血分、阴阳盛衰、脏腑所属；浮候、中候、沉候，以消息之断病。何部异于众脉，便属此部有病。候其盛衰之极者，以决之在上上病，在下下病，左曰左病，右曰右病。

诊脉三要

滑伯仁曰：诊脉之要有三，一曰举，二曰按，三曰寻。轻手得之曰举，重手取之曰按，不轻不重、委曲求之曰寻。初持脉，轻手候之，脉见皮毛之间者，阳也，腑也，亦心肺之应也；重手按之，脉伏于肉下者，阴也，脏也，亦肝肾之应也；不轻不重而取之，其脉应乎血分之间者，阴阳相适，中和之应，脾胃之候也。若浮中沉之不见，则委曲而求之，若隐若现，则阴阳伏匿之脉也，六脉皆然。今一一细陈之，庶使学者无遗蕴焉。

候脏腑部位总括

右寸肺胸，左寸心膻。

右关脾胃，左肝膈胆。

三部三焦，两尺两肾。

小肠膀胱，左尺认证。

大肠三焦，右尺审定。

二十八脉总括

浮脉法天，候表之疾。

沉脉法地，候里之疾。

浮行皮肤，沉行肉骨。

浮沉既谙，迟数当觉。

三至为迟，六至为数。

浮沉迟数，各有虚实。

无力为虚，有力为实。

迟数既明，部位须识。

濡浮无力，弱沉无力。

沉极为牢，浮极为革。

三部皆小，微脉可考。

三部皆大，散脉可会。

其名曰伏，不见于浮。

惟中无力，其名曰芤。

部位既详，至数宜晰。

四至为缓，七至为疾。

数止曰促，缓止曰结。

至数既识，形状当别。

紧粗而弹，弦细而直。

长则迢迢，短则缩缩。

谓之洪者，来盛去衰。

谓之动者，动摇不移。

谓之滑者，流利往来。

谓之涩者，进退艰哉。

谓之细者，状如丝然。

谓之代者，如数止焉。

代非细类，至数无对。

大附于洪，小与细同。

二十八脉主病

浮阳主表，风淫六气。

有力表实，无力表虚。

浮迟表冷，浮缓风湿。

浮濡伤暑，浮散虚极。

浮洪阳盛，浮大阳实。

浮细气少，浮涩血虚。

浮数风热，浮紧风寒。

浮弦风饮，浮滑风痰。

沉阴主里，七情气食。

沉大里实，沉小里虚。

沉迟里冷，沉缓里湿。

沉紧冷痛，沉数热极。

沉涩痹气，沉滑痰食。

沉伏闭郁，沉弦饮疾。

迟寒主脏，阴冷相干。

有力寒痛，无力虚寒。

数热主腑，数细阴伤。

有力实热，无力虚看。

虚主诸虚，实主诸实。

濡阳虚病，弱阴虚病。

牢疝瘕癥，心腹寒疼。

革伤精血，半产带崩。

微主虚损，散主虚深。

伏主病阴，消阴补阳。

芤主失血，当理络伤。

缓主脾病，又主乎湿。

疾为阳火，其病不一。

脉号离经，阴气欲绝。

伤寒狂热，脉不忌疾。

余病见之，皆为不吉。

促为阳郁，结为阴郁。

紧主寒邪，亦主痛疾。

弦关主饮，水侮脾经。

在寸头痛，在尺腹疼。

长则气畅，短则气损。

洪为盛满，气壅火盛。

动主痛热，惊狂汗崩。

滑乃痰病，关主食风。

寸候吐逆，迟便血脓。

涩为湿痹，尺精血伤。

寸汗津竭，关膈液亡。

细主劳损，补本莫忘。

代则气乏，跌打闷绝。

夺气痛疮，女胎三月。

大主病进，小主病退。

外感内伤，细心领会。

五脏平脉

《内经》曰：肝脉来，耎①弱招招，如揭长竿末梢，曰肝平。招招，犹迢迢也；揭，高举也。高揭长竿梢必和缓，乃弦长而兼和缓，柔软之象也。

心脉来，累累如连珠，如循琅玕②，曰心平。连珠、琅玕，皆状其盛满流行，而无太过、不及之弊也。

脾脉来，和柔相离，如鸡践地，曰脾平。和柔者，悠悠扬扬也；相离者，不模糊也；如鸡践地，喻其缓而不迫，胃气之和也。

肺脉来，厌厌聂聂，如落如荚③，曰肺平。厌厌聂聂，涩之象也；如落榆荚，毛之象也。轻浮和缓，为和平之象。

---

① 耎（ruǎn 软）：柔弱、柔软。

② 琅玕（lánggān 狼甘）：神话传说中的仙树，其实似珠。后用以比喻珍贵、美好之物。

③ 如落如荚：《素问·平人气象论》作"如落榆荚"。

肾脉来，喘喘累累如钩，按之而坚，曰肾平。喘喘、累累、如钩，此三者，皆心脉之阳也，而济之以沉石，则阴阳和平也。

五脏病脉

肝脉来，盈实而滑，如循长竿，曰肝病。盈实而滑，弦之太过也；长竿无梢，则失其和缓之意。此弦多胃少，曰肝病。

心脉来，喘喘连属，其中微曲，曰心病。喘喘连属，急数之象；其中微曲，则尚未全曲。此钩多胃少之象也。

脾脉来，实而盈数，如鸡举足，曰脾病。实而盈数，如鸡之举足，虽不能如践地之和，亦不至于鸟距之疾，弱多胃少之象也。

肺脉来，不上不下，如循鸡羽，曰肺病。不上不下，涩之象也；如循鸡羽，浮之象也。毛多胃少，肺金之病将见也。

肾脉来，如引葛，按之益坚，曰肾病。引葛者，牵连引蔓之象也；按之益坚，则石多胃少，肾病将见也。

五脏死脉

肝脉来，急益劲，如新张弓弦，曰肝死。曰劲曰急，强急不和，比之新张弓弦，绝无胃气矣，安得不死。

心脉来，前曲后居，如操带钩，曰心死。前曲者，轻举而坚大也；后居者，重按而牢实也；操带钩者，状其弹指之象也。但钩无胃者，其死必矣。

脾脉来，锐坚如鸟之喙，如鸟之距，如屋之漏，如水之流，曰脾死。鸟喙者，状其硬也；鸟距者，状其急也；屋漏者，乱也；水流者，散也。冲和之气全无，中州之官已绝矣。

肺脉来，如物之浮，如风吹毛，曰肺死。如物之浮，则无根矣；如风吹毛，则散乱矣。但毛无胃，肺气绝矣。

肾脉来，发如夺索，辟辟如弹石，曰肾死。索而曰夺，则互引而疾急矣；石而曰弹，则坚劲而无伦矣。但石无胃，故曰肾死。

五脏真脉

真脉，真脏脉也，即死脉也，文有异同，义无差别。总之，不见胃气之脉，乃名真脏脉。

真肝脉至，中外急，如循刀刃，责责然，如按琴瑟弦。

真心脉至，坚而搏，如循薏苡子，累累然。

真脾脉至，弱而乍数乍疏。

真肺脉至，大而虚，如毛羽中人肤。

真肾脉至，搏而绝，如弹石状，辟辟然。

凡持真脏脉者，肝至悬绝，十八日死；心至悬绝，九日死；肺至悬绝，十二日死；肾至悬绝，七日死；脾至悬绝，四日死。

脉决死期

《内经》曰：脉至浮合，浮合如数，一息十至以上，是经气予不足也，微见九十日死。浮合者，如浮浪之合，后以催前，数数而来，一息之间，遂有十至以上之脉，是十二经脉之气，五脏之精气，皆衰夺极尽。微见，初见也，始见此脉，其死仅在九日与十日之间耳。

脉至如火薪燃，是心精之予夺也，草干而死。脉如火燃，是火旺过极之脉，心经之精气夺尽矣。夏令火旺，尚可强支，水令草干，阳尽而死。

脉至如散叶，是肝气予虚也，木叶脱而死。散叶者，飘浮无根，肝木大虚也，遇秋而凋，故深秋木叶落而死。

脉至如省客，省客者，脉塞而鼓，是肾气予不足也，悬去枣华而死。省客，省问之客，时来时去也；塞，涩而代也，为精败；鼓，坚且搏也，为胃少；至于枣华吐，则土旺水衰，立尽矣。

脉至如泥丸，是胃精予不足也，榆荚落而死。泥丸，泥弹之状，动短之脉也，主胃中精气不足也；榆荚至春深而落，木旺之时，土必败矣。

脉至如横格，是胆气予不足也，禾熟而死。横格者，如横木格在指下，且长且坚，真藏脉见；禾熟于秋，金旺而木乃绝也。

脉至如弦缕，是胞精予不足也。病善言，下霜而死；不言，可治。弦，劲急也；缕，细小也；胞，心包络也。舌为心苗，火动则善言，冬月霜飞，水来克火而死；不言，所伤尚浅，故可治。

脉至如交漆，交漆者，左右傍至也，微见，三十日死。交漆者，模糊而大，即泻漆之义也，左右傍至，大可知也。微者，初也，月令易而死期至矣。

脉至如涌泉，浮鼓肌右①，太阳气予不足也，少气，味韭英而死。涌泉者，如泉之涌，而浮鼓于肌表之间，是足太阳膀胱气不足也；膀胱主表，今表实里虚，故为少气；韭英，韭花也，发于长夏，土来克水，故死。

脉至如颓土之状，按之不得，是肌气予不足也，五色先见黑，白垒发死。土下虚则颓，脉来虚大，按之不可得，正下虚之象也；肌气即脾气也，黑为水色，土虚而水反侮；垒即蓬藟也，藟有五，而白者发于春，春木旺时，土必绝矣。

脉至如悬雍，悬雍者，浮揣切之益大，是十二俞之予不足也，水凝而死。悬雍者，喉间下垂之肉；浮揣之益大，孤阳上亢之象；十二俞在背，即脏腑十二经所输也；水凝而死者，阴气盛而孤绝也。

脉至如偃刀，偃刀者，浮之小急，按之坚大急，五脏菀热，寒热独并于肾也，其人不得坐，立春而死。偃刀，卧刀也；浮之小急，如刀口也；按之坚大急，如刀背也；菀者，积结也；五脏精衰而结热，故发寒热也。阳旺则阴消，故独发于肾也；腰者肾之府，肾虚则不能起坐，迫立春阳气用事，阴日衰而死矣。

脉至如丸，滑不直手，不直手者，按之不可得也，是大肠气予不足也，枣叶生而死。如丸，流利之状，正滑脉也，不直手者，滑而不应手，按之则无也；大肠属金，枣叶生于初夏，火盛则金绝，故当死。

脉至如华者，令人善恐，不欲坐卧，行立常听，是小肠气予不足也，

---

① 浮鼓肌右：《素问·大奇论》作"浮鼓肌中"。

季秋而死。如华，盛满轻浮；小肠与心相表里，小肠虚则心亦虚，故善恐；不得坐卧也，行立常听，恐惧多而狐疑也；丙火墓于戌，故当季秋死。

六经脉象

仲景云：太阳脉浮，浮缓中风，浮紧伤寒，脉浮而紧，风寒证具，当两解之。

阳明脉长，其病在经；阳明长洪，在经热甚；阳明脉实，其热入腑。

少阳为病，其脉必弦；若阳微结，其脉则细。凡脉细、脉沉、脉紧，皆阳热郁结之证。可见阳气一结，不但阳证似阴，阳脉亦似阴矣。

太阳脉迟，阴邪脉也。沉迟转数，阳证必见。

少阴沉细，阴邪脉也。沉细而数，阳证当辨。

厥阴微细，阴邪脉也。邪从阳化，阳证当辨。

营卫脉象

《平脉篇》曰：卫气盛，名曰高；营气盛，名曰章；高章相搏，名曰纲。高者，长盛也，脉随指有力上来，卫气盛也；章者，分明也，脉随指有力下去，营气盛也；纲者，营卫俱有余，有总揽之意也。

卫气弱，名曰惵；营气弱，名曰卑；惵卑相搏，名曰损。惵者，恍惚也，脉随指无力上来，卫气弱也；卑者，缩下也，脉随指无力下去，营气弱也；损者，营卫俱不足，有消缩之意也。

卫气和，名曰缓；营气和，名曰迟；迟缓相搏，名曰强。缓以候胃，迟以候脾，迟缓相搏，言合也。

缓则阳气长，迟则阴气盛，阴阳相抱，营卫俱行，刚柔相得，名曰强也。阳气长者，言胃气有余也；阴气盛者，言脾气充足也；阴阳相抱，言和洽也；营卫俱行，言周流也；刚柔相得，言二气和平也。此皆因脾胃盈余之气所致也。如此则其人之健旺而强壮可知，故曰强也。

脉分四时

《内经》曰：春日浮，如鱼之游在波；夏日在肤，泛泛乎万物有余；秋日下肤，蛰虫将去；冬日在骨，蛰虫周密；君子居室，知内者，按而纪之；知外者，终而始之。此六者，持脉之大法。春不沉，夏不弦，冬不涩，秋不数，是谓四塞。春夏而脉沉涩，秋冬而脉浮大，命曰逆四时也。春得秋脉，夏得冬脉，长夏得春脉，秋得夏脉，冬得长夏脉，名曰阴出之阳，不治。

脉分四方

东极之地，四时皆春。

其气暄和，民脉多缓。

南极之地，四时皆夏。

其气蒸炎，民脉多软。

西极之地，四时皆秋。

其气清肃，民脉多劲。

北极之地，四时皆冬。

其气凛冽，民脉多石。

东南卑湿，其脉软缓。

居于高巅，亦西北也。

西北高燥，其脉刚劲。

居于污泽，亦东南也。

南人北脉，取气必刚。

北人南脉，取气必柔。

东南不齐，可以类别。

男女异脉

天不足于西北，阳南而阴北，故男子寸盛而尺弱，肖乎天也；地不满于东南，阳北而阴南，故女子尺盛而寸弱，肖乎地也。男子阳为主，两寸常旺于尺；女子阴为主，两尺常旺于寸。乃其常也，反之者病。经曰：左大顺男，右大顺女。

老少异脉

老弱之人，脉宜缓弱，若过旺者，病也。少壮之人，脉宜充实，若过弱者，病也。然老人脉旺而非躁者，此天禀之厚，引年之叟，名曰寿脉；若脉躁疾，有表无里，则为孤阳，非吉脉也。壮者脉细而和缓，三部同等，此天禀之静，清逸之士，名曰阴脉；若细小劲直，前后不等，非吉脉也。

脉有常变

平人、病人之脉，皆有常变也。平人之脉，有清浊者，有滑涩者，有浮沉者，有盛衰者，有缓急者，此禀气然也；有纯阴之脉，两手清微如无脉者，有纯阳而洪大者，皆贵脉也。病人之脉，有倏缓倏疾，乍进乍退，病去脉去，病来脉来，病减脉减，病增脉增，病变脉变之不同。凡诊脉者，必先识平脉，然后能识病脉；先识常脉，而后可以察变脉。

人迎气口

《内经》曰：气口何以独为五脏主？曰：胃者，水谷之海，六腑之大源也。是以五脏六腑之气味，皆出于胃，变见于气口，故曰气口紧盛伤于食，人迎紧盛伤于风。人迎者，肝胆脉也，肝胆主风；气口者，脾胃脉也，脾胃主食。人迎、气口，乃左右关部之前一分也。关脉一部分为三分，关前一分仍在关上，但在前之一分耳。若夫脉口者，两寸之口，以候经络之气者也。

按：先贤又谓，足阳明胃经，颈上之动脉为人迎，手太阴肺经高骨之动脉为气口，分左右言之似谬，然后世多宗之，始存其说。

脉察六字

经曰：上、下、来、去、至、止六字，为脉之神机也，不明六字，则阴阳虚实不别也。上者为阳，下者为阴，来者为阳，去者为阴，至者为阳，止者为阴。上者，自尺部上于寸口，阳生于阴也；下者，自寸口下于尺部，阴生于阳也；来者，自骨肉之分，而出于皮毛之际，气之升也；去者，自皮肤之际，而还

于骨肉之分，气之降也；应曰至，息曰止也。

反关脉

反关脉者，不行于寸口，由肺列缺穴，斜刺臂侧，入大肠阳溪穴而上食指，故名反关。有一手反关，有两手反关，此得于有生之初，非病脉也。其三部定位、九候浅深，与平常应见寸口无异，《脉经》谓之弟乘兄

位。故崔紫虚《四字脉歌》曰：平人无脉，移于外络，兄位弟乘，阳溪列缺，此千百人中仅一耳。

病危当候足脉

冲阳者，胃脉也。在足背上中间，即趺阳。太溪者，肾脉也。在足内踝后跟。太冲者，肝脉也。足大指本节后。凡病危笃，当候冲阳以验胃气，候太溪以验肾气，候太冲以验肝气，绝者不治。

九候虽调肌肉大脱不治

此岐伯欲人以脉合形也。盖形肉者，脾所主也。脾为中土，土为万物之母。观其形肉脱，则脾坏于内，而根本丧矣。即使九候虽调，犹未免于死也。形可以忽视乎哉？！

不治脉证

《平脉法》曰：脉浮而洪，身汗如油，喘而不休，水浆不下，形体不仁，乍静乍乱，此为不治也。脉浮而洪，必然无根，是为真藏，孤阳飞越之象，所谓火之将灭也必明；身汗如油，液外亡也；喘而不休，气上脱也；水浆不下，胃气绝也；形体不仁，营卫败也；乍静乍乱，精神散也。有一二证，皆为不治。

脉无根有两说

以寸、关、尺三部言之，尺为根，关为干，寸为枝叶，若尺无神，则无根矣。以浮、中、沉三候言之，沉候为根，中候为干，浮候为枝叶，若沉候不应，则无根矣。

宜忌赋

伤寒病热兮，洪大易治，而沉细难医。伤风咳嗽兮，浮濡可疗，而沉牢当避。肿胀宜浮大，颠狂忌虚细。下血下痢兮，浮洪可恶。消渴消中兮，实大者利。霍乱喜浮大，而畏微迟。头疼爱浮滑，而嫌短涩。肠澼脏毒兮，不怕沉微。风痹足痿兮，偏愁数急。身体中风，缓滑者生。腹心作痛，沉细则良。喘急浮滑者生，咳血沉弱者康。脉细奕而不浮洪，知不死于中恶。脉微小而不数至，谅无虑于金疮。吐血鼻衄兮，吾不喜其实大。跌扑损伤兮，吾则畏其坚强。痢疾身热而脉洪，其亡可必。温病体烦而脉细，此患难当。水泻浮大者可怪，失血数大者不祥。病在中兮，脉虚为害。病在外兮，脉涩为殃。腹中积久而脉虚者死，身表热甚而脉静者亡。

死脉歌

雀啄连来三五啄，屋漏半日一点落。

鱼翔似有又如无，虾游静中忽一跃。

弹石硬来寻即散，搭指散乱为解索。

寄语医家仔细看，六脉一见休下药。

后贤增釜沸，为七怪脉，谓如釜中水，火燃而沸，有出无入，阴阳气绝也。

三部九候

经曰：上部天，两额之动脉。额之两旁，膀胱所行。上部地，两颊之动脉。鼻之两旁，胃脉所行。上部人，耳前之动脉。耳前，曲车下陷中，小肠脉所行。中部天，手太阴也。两手寸口之动脉，肺脉所行。中部地，手阳明也。合谷之动脉，太阳脉所行。中部人，手少阴也。锐骨端之动脉，心脉所行。下部天，足厥阴也。毛际外，气街下五里之动脉，肝脉所行。下部地，足少阴也。足内踝后，太溪之动脉，肾脉所行。下部人，足太阴也。鱼腹上越筋间，箕门之动脉，脾脉所行。故下部之天以候肝，地以候肾，人以候脾胃之气；中部之天以候肺，地以候胸中之气，人以候心；上部之天以候头角之气，地以候口齿之气，人以候耳目之气。

奇经八脉论

李时珍曰：人身有经脉、络脉，直行曰经，旁行曰络。经凡十二，手之三阴三阳，足之三阴三阳是也；络凡十五，乃十二经各有别络，而脾又有大络，并任督二络，为十五。共二十七气，相随上下，如泉之流，不得休息。阴脉营于五脏，阳脉营于六腑，阴阳相贯，如环无端。其流溢之气，入于奇经，转相灌溉。奇经凡八脉，不拘制于十二正经，无表里配合，故谓之奇。盖正经犹沟渠，奇经犹河泽，正经之脉隆盛，则溢于奇经。故秦越人比之天雨降下，沟渠溢满，霶霈①妄行，流于湖泽，此《灵》《素》未发之旨也。八脉者，阴维、阳维、阴跷、阳跷、冲、任、督、带是也。阳维起于诸阳之会，由外踝而上行于卫分；阴维起于诸阴之交，由内踝而上行于营分。所以为一身之纲维也。阳跷起于跟中，循外踝上行于身之左右；阴跷起于跟中，循内踝上行于身之左右，所以使机关之跷捷

---

① 霶霈（pāngpèi 乓配）：大雨。比喻盛大，盛多。

也。督脉起于会阳，背而行于身之后，为阳脉之总督，故曰阳脉之海；任脉起于会阴，循腹而行于身之前，为阴脉之承任，故曰阴脉之海；冲脉起于会阴，夹脐而行，直冲于上，为诸脉之冲要，故曰十二经脉之海；带脉横围于腰，状如束带，所以总约诸脉者也。是故阳维主一身之表，阴维主一身之里，以乾坤言也；阳跷主一身左右之阳，阴跷主一身左右之阴，以东西言也；督主背后之阳，冲、任主身前之阴，以南北言也；带脉横束诸脉，以六合言也。是故医而知乎八脉，则十二经、十五络之大旨得矣。

奇经八脉应诊

尺内斜上，至寸阳维。自内达外，阳之象也。尺外斜上，至寸阴维。自外入内，阴之象也。寸左右弹，阳跷可决。寸之左右弹搏人手，阳跷脉也。尺左右弹，阴跷可别。尺之左右弹搏人手，阴跷脉也。关左右弹，带脉当别。关之左右弹搏人手，带脉也。直上直下，浮则为督，紧则为任，牢则为冲。直上直下者，三部俱长透之义也；浮则气张，阳之象也，故为督；紧则敛束，阴之象也，故为任；牢则坚实有余之象也，故曰冲。

经络说

手太阴肺脉，起于中焦，腋旁中府穴。横出腋下，循臂内，出手大指，少商穴。历次指而交于手阳明之大肠。

大肠之脉，起于手大指之次指，商阳穴。循臂外，入缺盆，上面，夹鼻孔，鼻旁迎香穴。而交于足阳明之胃脉。

胃脉起于鼻頞中，目下承泣穴。至额颅，循喉咙，下膈，夹脐，入膝膑，下足跗，出足大指，次指厉兑穴。而交于足太阴之脾脉。

脾脉起于足大指，隐白穴。上膝股之前，入腹，上膈，连舌本，注心中，循腋下，大包穴。而交于手少阴之心脉。

心脉起于心中，<small>出腋下极泉穴。</small>上肺，夹咽，出腋下，循臑内，抵掌骨，注手小指之内，<small>少冲穴。</small>而交于手太阳之小肠。

小肠之脉，起于手小指，<small>少泽穴。</small>出手踝，循臑外，交肩上，入耳中，<small>听宫穴。</small>至目内眦而交于足太阳之膀胱。

膀胱之脉，起于目内眦，<small>睛明穴。</small>从头下项脊，循背膂，下腿后，至足小指外侧，<small>至阴穴。</small>而交于足少阴之肾脉。

肾脉起于足小指，循足心，<small>涌泉穴。</small>上腘股，贯脊，上贯肝膈，入肺，夹舌本，注胸中，<small>胸前俞府穴。</small>而交于手厥阴之心包。

心包之脉，起于胸中，<small>出乳后天池穴。</small>循胸出胁，入肘，循臂过掌中，注手中指中冲穴。<small>循小指之次指而交于手少阳之三焦。</small>

三焦起于手小指之次指，<small>即无名指也，关冲穴。</small>循手臂，出臂外，贯肘，上肩，入耳中，出耳前后，上眉尾，<small>丝竹空穴。</small>至目锐眦而交于足少阳之胆脉。

胆脉起于目锐眦，<small>瞳子髎穴。</small>循耳后，至肩，合缺盆，下胸中，过季胁，出膝，循足跗，<small>下足四指，窍阴穴。</small>出足大指而交于足厥阴之肝脉。

肝脉起于足大指丛毛之际，<small>大敦穴。</small>从腘股而上，过阴器，抵小腹，上入乳中，<small>期门穴。</small>而交于手太阴之肺脉，是为十二经脉之一周也。

肺络曰列缺。<small>在腕后侧上一寸五分。</small>

大肠曰偏历。<small>在腕后三寸。</small>

胃络曰丰隆。<small>在外踝上八寸，下胻外廉陷中。</small>

脾络曰公孙。<small>在足大指本节后一寸内踝前。</small>

心络曰通里。<small>在腕侧后一寸陷中。</small>

小肠曰支正。<small>在腕后五寸。</small>

膀胱曰飞扬。<small>在外踝骨上七寸。</small>

肾络曰大钟。<small>在足跟后踵中，大骨上两筋间。</small>

心包曰内关。<small>在掌后去腕二寸两筋间。</small>

三焦曰外关。<small>在腕后二寸两骨间，与内关相对。</small>

胆络曰光明。<small>在外踝上五寸。</small>

肝络曰蠡沟。<small>在内踝上五寸。</small>

任络曰屏翳。在胸前鸠尾穴上。

督络曰长强。在脊骶骨端计三分。

更有脾络曰大包，此十五络之名也。大包穴在渊腋下三寸。布胸胁中，出九肋间，后人补胃之大络名曰虚里，在左乳之下，共成十六络也。

十二经动脉

手太阳肺脉，动中府、云门。中府在乳上三肋间，上一寸六分曰云门。

手阳明大肠脉，动合谷、阳溪。合谷在手大指、次指歧骨间陷中，阳溪在腕中上侧两筋间陷中。

足阳明胃脉，动冲阳。在足大指、次指陷中为内庭，上内庭五寸，即仲景所谓趺阳脉。

足太阳脾脉，动箕门、冲门。皆在阴股内。

手少阴心脉，动极泉。在腋下臂内筋间。

手太阳小肠脉，动天窗。在颈侧大筋间曲颊下。

足太阳膀胱脉，动委中。在膝后。

足少阴肾脉，动太溪。在踝后跟骨上。

手厥阴心包脉，动劳宫。在掌中屈中指尽处。

手少阳三焦脉，动和髎。在耳前。

足少阳胆脉，动听会。在耳前陷中。

足厥阴肝脉，动太冲、五里。太冲在足大指本节后二寸，五里在阴股中。

十二经气血流注歌

肺寅大卯胃辰宫，

脾巳心午小未中。

膀申肾酉心包戌，

亥焦子胆丑肝通。

十二经气血多少歌

多血多气君须记，手经大肠足经胃。

少血多气有六经，三焦胆肾心脾肺。

多血少气分四经，膀胱小肠肝包系。

诸穴起止歌

肺起中府止少商，<small>中府在乳上三肋间，少商在手大指内侧之端。</small>

大肠商阳止迎香。<small>商阳在手食指内侧端，迎香在鼻孔之旁。</small>

胃起承泣终厉兑，<small>承泣在目下，厉兑在足第二指之端。</small>

脾起隐白大包乡。<small>隐白在足大指内侧端，大包在九肋间季肋端。</small>

心起极泉止少冲，<small>极泉在腋下臑内筋间，少冲在手小指内。</small>

小肠少泽止听宫。<small>少泽在手小指外侧，听宫在耳后之珠。</small>

膀胱睛明至阴止，<small>睛明在目内眦外，至阴在足小指外侧端。</small>

肾起涌泉俞府终。<small>涌泉在足心，俞府在膺腧巨骨之下。</small>

包络天池止中冲，<small>天池在乳旁，中冲在手中指端。</small>

三焦关冲丝竹空。<small>关冲在手四指外侧，丝竹空在眉后。</small>

胆起瞳子窍阴止，<small>瞳子髎在目锐眦，窍阴在足四指外侧端。</small>

肝起大敦期门终。<small>大敦在足大指端，期门在直乳第二肋端。</small>

宗营卫三气解

宗气积于胸中出于喉咙，以贯心脉而行呼吸。《决气篇》曰：上焦开发，宣五谷味，熏肤充身泽毛，若雾露之溉者，是谓宗气。宗之为言大也。

营气者,阴气也,水谷之精气也。其精气之行于经者,为营气。营气出于中焦,并胃中,出上焦之后,上注于肺,受气取汁,化而为血,以奉生身,莫贵乎此。其行始于太阴肺经,渐降而下,而终于厥阴肝经。随宗气而行于十二经隧之中,故曰清者为营,营行脉中。

卫气者,阳气也,水谷之悍气也。其浮气之慓疾滑利,而不循于经者,为卫气。卫气出于下焦,渐升而上,每日平旦阴尽。阳气出于目之睛明穴,上行于头,昼自足太阳始,行于六阳经,以下阴分,夜自足少阴始,行于六阴经,复注于肾,昼夜各二十五周,不随宗气而自行于各经皮肤分肉之间,故曰浊者为卫,卫行脉外。

内景真传说

前贤于人身之经络,重见叠出,而于内景则略之。华佗虽有内照图,然亦有难辨而未悉者,故考而分别之。

前自气管以下,联络皆脏也;后自食管以下,联络皆腑也。口之上下谓之唇,名曰飞门,言其运动开张,如物之飞也。口内居者为舌,舌乃心之苗,其舌本又属脾肾二经。舌下有二隐窍,名曰廉泉,动而津液涌出,下通于肾,如肾水枯涸,津液不能上潮,则口干燥矣。其上下齿牙为户门,虽属手足阳明二经,而其本又属乎肾,以其肾主骨也,故曰齿乃骨之余。其喉间又小舌之垂下者,名曰悬雍,乃发生之机也。再下又有会厌,居吸门之上,其大如钱,为声音之关,薄而易起,音快而便,厚而迟起,音慢而重。

项前硬骨,谓之喉咙,主气。经曰:喉以候气,即肺管也。管有十二节。又云九节。长七寸,下连于肺。经曰:肺为相傅之官,形如华盖,六叶两耳,上有二十四孔,主藏魄。心居肺下,形如未开莲花,其位居中而前。经曰:心为君主之官,上有七窍三毛,主藏神。周围有脂膜裹之,是为心包络。近下另有膈膜一层,周围张大,贴连胸脊之前后,以遮膈下浊气，不使上熏心肺也。其膈膜之上谓之膻中。经曰：膻中为气之海，乃清气所居之地，而为上焦，主持呼吸，而条贯百脉者也。心发四系，一系上连于肺，一系从左透膈膜，而下通于肝。肝如春木甲坼之象，经曰：肝为将军之官，主藏魂。肝凡七叶，而胆附于肝之短叶。胆为清净之府，有上口而无下口，又谓之青肠。一系从右透膈膜，而下通于脾，脾如马蹄，掩于太仓之上，太仓即胃也。经曰：脾胃为仓廪之官，主磨水谷，其位居中，主藏意，一系透膈膜，循脊直下，而通于肾。肾有二枚，形如豇豆，色紫黑，从背脊第十四节两旁膂筋间。经曰：肾为作强之官，主藏精与志。左一枚阴水居焉，右一枚相火居焉，其正中谓之命门。经曰：七节之旁，中有小心是也，乃人身立命之根本。此言五脏皆统而相连者也。

喉咙后管，名曰咽门，咽以咽物也。咽下为胃管，长一尺三寸，下连贲门，即胃之上口也，下以透膈，乃太仓胃也。胃又谓之黄肠，与脾相为表里。脾为运化之原，胃为藏纳之府，主腐熟水谷，合变化乃为中焦。胃之下口为幽门，谓幽微隐秘之处，水谷由此而传入小肠，小肠承受化物。经曰：小肠受盛之官，化物出焉。又谓之赤肠，其下口谓之阑门，谓拦住水谷，秘清别浊，而分入大肠、膀胱也。其秘之清者，前以渗入膀胱。膀胱与小肠脂膜相连，无上口有下口，小肠秘之清者，从而渗入之。其中空虚，善受湿气，故津液藏而化为溺。经曰：膀胱为州都之官，气化则能出矣。又谓之黑肠，下口有管，直透前阴，而溺出焉。其秘之浊者，后以转入大肠而为粪。大肠积叠十六曲，故又名回肠，又名为白肠。二肠咸禀下焦决渎之气，传导秽滓，从直肠而出肛门。直肠在肛门之上，长七寸，肛门又名魄门，人死，魄从此而去。此言六腑皆统而相连者也。

周身部位名目

头，人之首也。凡物独出之首，皆名曰头。脑，头骨之髓也，俗名脑髓。颠，头顶也。颠顶之骨，俗名天灵盖。囟，颠前之头骨也。小儿初生未合，名曰囟门；已合，名曰囟骨，即天灵盖后合之骨。凡前曰面，居头之前，故曰面也。颜，眉目间名也。两眉之上，发际之下，名曰额，又曰颡。头角，额两旁棱处之骨也。鬓骨，即两太阳之骨也。目，司视之窍也。目胞，一名目窠，一名目裹，即上下两目外卫之胞也。目纲，即上下目胞之两睑边，又名曰睫，司目之开合也。目内眦，乃近鼻之内眼角，以其大而圆，故又名大眦也。目外眦，乃近鬓前之眼角，以其小而尖，故称目锐眦也。目珠，目睛之俗名。目系，目睛入脑之系。目眶骨，乃目窠四围之骨，上曰眉棱骨，下即颛骨，颛骨之外曰颧骨。颛，目之下眶骨，下连上牙床也。頞，乃鼻梁，即山根也。鼻，司嗅之窍也；两孔之界骨，名曰鼻柱；下至鼻之尽处，名曰准头。頄①，颛内鼻旁间，近生门牙之骨也。颧，面两旁之高起大骨也。䶌，俗呼为腮，口旁颊前，肉之空软处也。耳，司听之窍也。蔽，耳门也。耳廓，耳轮也。颊，耳前颧侧，面两旁之称也。曲颊，颊之骨也，曲如环形，受颊车骨尾之钩者也。颊车，下牙床骨也，总载诸齿，能咀食物，故名颊车。人中，鼻柱之下，唇之上，穴名水沟。口，司言食之窍也。唇，口端也。

吻，口之四周也。颐，口角后䶌之下也。颏，口之下，唇至末之处，俗名下巴也。颔，颏下结喉上两侧，肉之空软处也。齿，口龈所生之骨也，俗名曰牙。又云：前小者曰齿，后大者曰牙。舌，司味之窍也。舌本，舌之根也。颃颡，口内之上二孔，司分气之窍也。悬雍垂，张口视喉上，似乳头之小舌，俗名碓嘴。会厌，覆喉管之上窍，似皮似膜，发声则开，咽食则闭，故为声音之户也。咽，饮食之路也，居喉之后。喉，通声息之路也，居咽之前。喉咙，喉也，肺之系也。嗌，咽也，胃之系也。结喉，喉之管头也。其人瘦者，多外见颈前；肥人则隐于肉内，多不见也。胸，缺盆下，腹之上，有骨之处也。膺，胸前两旁高处也，一名曰臆，胸骨肉也，俗名胸堂。𩨣骬，胸之众骨名也。乳，膺上突起两肉有头，妇人以乳儿者也。鸠尾，即蔽心骨也，其质系脆骨，在胸骨之下，歧骨之间。膈，胸下腹上之界内之膜也，俗名罗膈。膈之下曰腹，俗名曰肚。脐之下曰少腹，亦名小腹。脐，人之初生胞蒂之处也。毛际，少腹下横骨间

---

① 頄（qiú 求）：本义为颧骨，可泛指面颊。

丛毛之际也。下横骨，俗名盖骨。纂，横骨之下，两股之前，相合共成之凹也。前后两阴之间，名下极穴，又名屏翳穴、会阴穴，即男女阴气之所也。睾丸，男子前阴两丸也。上横骨，在喉前宛宛中，天突穴之外，小湾横骨旁，接拄骨之骨也。拄骨，膺上缺盆之外，俗名锁子骨也，内接横骨，外接肩解也。肩解，肩端之骨节解处也。髃骨，肩端之骨也，即肩胛骨头臼之上棱骨也，其臼接臑骨上端，俗曰肩头。肩胛，即髃骨之末，成片骨也，亦名肩膊。臂，上身两大支之通称也，一名曰肱，其上下交接之处名曰肘。肘上之骨曰臑骨，肘下之骨曰臂骨也。腕，臂掌骨接交处，以其宛屈故名也。当外侧之骨曰高骨，一名锐骨，一名踝骨。掌骨，手之众指之本也。掌之众骨名壅骨，合凑成掌，非块然一骨也。鱼，在掌外侧之上陇起，其形如鱼，故名也。手，上体所以持物也。手心，即掌之中也。手背，手之表也。指，第一大指曰巨指，二曰食指，三曰将指，四曰无名指，五曰小指。指之甲，曰爪甲。歧骨，凡骨之两叉者皆名歧骨。臑，肩髃下，内侧对腋处，高起软白肉也。腋，在肩之下，胁之上际。胁在腋下，至肋骨尽处之统名也。肋，乃胁之单条骨，统胁肋之总，又名曰胠。季胁，胁之下肋骨也，俗名软肋。䏚，胁下无肋骨空软处也。脑后骨，俗呼脑勺。枕骨，脑后骨之下陇起者是也。其骨不一，或棱或平，或长或圆。完骨，耳后之棱骨也。头茎之侧曰颈，头茎之后曰项。颈骨，头之茎骨，俗名天柱骨。项骨，头后茎骨之上三节圆骨也。背，后身大椎以下，腰以上之通称也。膂，夹脊骨两旁肉也。脊骨，脊膂骨也，俗名脊梁骨。腰骨，即脊骨十四椎下，十五十六椎间，尻之上骨也。胂，腰下两旁，髁骨上之肉也。臀，胂下尻旁大肉也。尻骨，腰以下十七椎至二十一椎五节之骨也，末节名尾闾，一名骶端，一名橛骨，一名窍骨。肛，大肠下口也。下横骨，在小腹下，其形如盖，故曰盖骨也。髁骨，胯骨也。楗骨，髋骨也，在妇人称为交骨。股，下身两大支之通称也，俗名大腿、小腿。中节上下交接处，名曰膝。膝上之骨，曰髀骨。膝下之骨，曰骱骨，胫之大骨也。伏兔，髀骨前，膝之上，起肉似俯兔，故名也。膝解，膝之节解也。膑骨，膝之盖骨也。连骸，膝外侧二高骨也。腘，膝后屈处也。腨，下腿肚也，一名腓肠。踝骨，骱骨之下，足跗之上，两旁突出之高骨，在外为外踝，在内为内踝也。足，下体所以趋走也。跗，足背也，一名足跗。跗骨，足指本节之众骨也。足心，即踵之中也。跟骨，足后跟之骨也。趾，足之指也。名为趾者，别于手也。其大趾之本节后，内侧圆骨形突者，名核骨也。大趾爪甲后为三毛，毛后横纹为聚毛。踵，足下面着于地，俗名脚底板也。

望色

额心，鼻脾，左颊肝，右颊肺，颧肾，面上之部位可察也。肝青，肺白，心赤，脾黄，肾黑，面上之五色可察也。部位察其相生相克，五色察其有神无神。大抵外感不妨滞浊，久病忌呈鲜明。惟黄色见于面目，既不枯槁，又不浮泽，为欲愈之候。

辨舌

舌上无苔为在表，鲜红为火，淡白为寒。指无苔言。若有白苔，为半表半里；黄苔为在里；黑苔病入少阴，多死。苔润有液者，为寒；苔燥无液者，为火。又蓝色为白色之变，为寒；紫色为红色之变，为热。此伤寒症辨法也。凡舌肿胀、重舌、木舌、舌生芒刺、舌苔黄燥，皆热甚也；凡舌硬、舌强、舌短缩、舌卷，皆危证。又阴阳易，舌出数寸者死；若沿边缺陷，如锯齿者，不治；若舌上无苔，如去油腰子，为亡液，名镜面舌，亦不治。又宜与病证相参，不可执一。

闻声

气衰言微者，为虚；气盛言厉者，为实；语言首尾不相顾者，为神昏；狂言怒骂者，为实热；痰声漉漉者死；新病闻呃者，为火逆；久病闻呃者，为胃绝。大抵语言声音不异于平时为吉，反者为凶。

问证

一问寒热二问汗。问其寒热多少，以审阴阳，细辨真假。问其汗之有无，以辨风寒，以别虚实。

三问头身四问便。问其头痛为邪盛，不痛为正虚，暴眩为风火与痰，渐眩为上虚气陷；问其身之部位，以审经络，又以一身重痛为邪甚，软弱为正虚。问其小便红白多少，大便秘溏，清谷清水，以辨寒热虚实。

五问饮食六问胸。问饮食以察胃气之强弱。问胸者，该胃口而言也。浊气上干，则胸满痛，为结胸；不痛而胀连心下，为痞气。

七聋八渴俱当辨。问聋者，伤寒以辨其在少阳与厥阴。杂病以聋为重，不聋为轻也。问渴者，以寒热虚实俱有渴。大抵以口中和，索水不欲饮者，为寒；口中热，引饮不休者，为热；大渴谵语，不大便者，为实；时欲饮水，饮亦不多，二便通利者，为虚。

九问旧病十问因。问旧病以知其有夙疾与否；问其致病之因，以为用药之准。

再兼服药参机变。表里寒热补泻之中，自有神机变化之妙。

妇人尤必问经期，迟速闭崩皆可见。妇人以经为主，问其有无迟速，以探病情，兼察有孕与否。

再添片语告儿科，天花麻疹全占验。小儿欲作痘疹，与外感同，宜辨其手中指、足胫、耳后筋色为据。

南政北政脉不应病

南政者，甲己二年也。北政者，乙庚、丙辛、丁壬、戊癸八年也。子午之岁，南政两寸不应，北政两尺不应；丑未之岁，南政左寸不应，北政右尺不应；寅申之岁，南政左尺不应，北政右寸不应；卯酉之岁，南政两尺不应，北政两寸不应；辰戌之岁，南政右尺不应，北政左寸不应；巳亥之岁，南政右寸不应，北政左尺不应。诸脉不应者，非不应指，乃不应病也。譬如得此病，不宜见此脉，或宜见此脉，皆不应验耳。

五运六气大纲

五运者，木、火、土、金、水也，一运主七十二日有奇；六气者，风、君、相、湿、燥、寒也，一气司六十日有奇。故五运六气合行，而终一岁。盖主运主气，岁岁皆然；客运客气，年年推算。每年从大寒日，初交木运，二为火运，三为土运，四为金运，终为水运，此言主运也。经曰：甲己之岁，土运统之；乙庚之岁，金运统之；丙辛之岁，水运统之；丁壬之岁，木运统之；戊癸之岁，火运统之。如甲己之年，甲己化土，土为初运，金为二运，水为三运，木为四运，火为终运，此言客运也。主运亦从大寒日，交厥阴风木为初气，少阴君火为二气，少阳相火为三气，太阴湿土为四气，阳明燥金为五气，太阳寒水为终气，此言主气者。客气者，如子午之年，初为寒水，二为风木，三为君火，四为湿土，五为相火，终为燥金。又如丑未初为风木，寅申初为君火，卯酉初为湿土，辰戌初为相火，巳亥初为燥金，此为客气也。每年三气①为司天，终气为在泉。如子午之年，三气是君火，即君火司天，主热淫所胜；终气是燥金，即燥金在泉，主燥淫于内。其余可类推矣。

司天用药

风淫所胜，平以辛凉，佐以苦甘，以甘缓之，以酸泻之。热淫所胜，平以咸寒，佐以苦甘，以酸收之，湿淫所胜，平以苦热，佐以酸辛，以苦

---

① 三气：原作"三岁"，据《时病论》，参文义改。

燥之，以淡泄之。湿上甚而热，治以苦温，佐以甘辛，以汗为故而止。火淫所胜，平以酸冷，佐以苦甘，以酸收之，以苦发之，以酸复之，热淫同。燥淫所胜，平以苦温，佐以酸辛，以苦下之。寒淫所胜，平以辛热，佐以苦甘，以咸泻之。

在泉用药

风淫于内，治以辛凉，佐以苦甘，以甘缓之，以辛散之。热淫于内，治以咸寒，佐以甘苦，以酸收之，以苦发之。湿淫于内，治以苦热，佐以酸淡，以苦燥之，以淡泄之。火淫于内，治以咸冷，佐以苦辛，以酸收之，以苦发之。燥淫于内，治以苦温，佐以甘辛，以苦下之。寒淫于内，治以甘热，佐以苦辛，以咸泻之，以辛润之，以苦坚之。

妇科脉法

妇人之脉，尺大如寸，尺脉涩微，经愆定论，三部如常，经停当审，尺或有神，怀胎可准。左尺大为男，右尺大为女。妇人有妊，亦取左寸。手少阴盛为有子。不如神门，占之莫遁。神门穴为心脉所过，左大为男，右大为女。月断病多，六脉不病，一无邪形，有胎可庆。身有病而无邪脉，主有孕也。妇人经停，脉来滑疾，按有散形，三月可必；按之不散，五月是实；和滑而代，二月为率。妇人有孕，尺内数弦，内崩血下，革脉亦然，将产之脉，名曰离经。离乎经常之脉。内动胎气，外变胎形，新产伤阴，出血不止，尺不上关，十有九死。尺内而涩，肠小肠。冷恶寒，年少得之，受孕艰难；年大得之，绝产血干。

儿科诊法

小儿五岁以下，未可诊寸关尺，惟看男左女右、虎口三关。食指第一节，寅位为风关，脉见易治；第二节，卯位为气关，脉见为病深；第三节，辰位为命关，脉见为命危。以紫脉为热，红脉伤寒，青脉惊风，白脉疳疾，黄脉隐隐为常候也，黑脉者多危。脉纹入掌为内钓，纹弯里为风寒，纹弯外为食积。五岁以上，以一指取寸关尺三部，六至为和平，七八至为热，四五至为寒。

半岁以下，于额前眉端发际之间，以名、中、食三指候之。儿头在左，举右手候；儿头在右，举左手候。食指近发为上，名指近眉为下，中指为中。三指俱热，外感于风，鼻塞咳嗽；三指俱冷，外感于寒，内伤饮食，发热吐泻；食、中二指热，主上热下冷；名、中二指热，主夹惊；食指热，主食滞。

附　万金一统述

万金者，万象之精粹也；一统者，总括之大机也。

太初者，气之始也；太始者，形之始也；太素者，质之始也。天者，轻清而上浮也；地者，重浊而下凝也。阳之精者为日，东升而西坠也；阴之精者为月，夜见而昼隐也。天不足西北，故西北方阴也，而人右耳目不如左明也；地不满东南，故东南方阳也，而人左手足不如右强也。平旦至日中，天之阳，阳中之阳也；日中至黄昏，天之阳，阳中之阴也；合夜至鸡鸣，天之阴，阴中之阴也；鸡鸣至平旦，天之阴，阴中之阳也。天地者，万物之上下也；阴阳者，血气之男女也。左右者，阴阳之道路也；水火者，阴阳之征兆也。头者，诸阳之会也；肝开窍于目也，心开窍于舌也，脾开窍于口也，肺开窍于鼻也，肾开窍于耳也。目属肝，目和则知黑白也；舌属心，舌和则知五味也；口属脾，口和则知谷味也；鼻属肺，鼻和则知香臭也；耳属肾，耳和则知五音也。声音者，根出于肾也。善嚏者，肺病也；善噫者，脾病也；呵欠者，胃病也。齿者，骨之余也；爪者，筋之余也；神者，气之余也；发者，血之余也。目得血而能视也；耳得血而能听也；手得血而能摄也；掌得血而能握也；足得血而能步也；脏得血而能液也；腑得血而能津也。魂者，神明之辅弼也；魄者，积气之匡佐也。外因者，六淫之邪也；内因者，七情之气也；不内外因者，饮食、劳倦、跌扑也。风者，则脉浮也；寒者，则脉迟也；暑者，则脉虚也；湿者，则脉缓也；燥者，则脉劲也；火者，则脉数也。喜者，则脉散也；怒者，则脉激也；忧者，则脉涩也；思者，则脉结也；悲者，则脉紧也；恐者，则脉沉也；惊者，则脉动也；饮食劳倦者，则脉弱也；跌扑者，则脉代也。七表者，浮、芤、滑、实、紧、弦、洪也；八里者，沉、伏、微、迟、软、弱、缓、涩也；九道者，长、短、促、结、虚、代、动、牢、细也。冲脉为病，气逆而里急也；任脉为病，男子七疝、女子瘕聚也；督脉为病，脊强而厥冷也；带脉为病，腹满腰胀，溶溶若坐水中也；阳维为病，苦寒热也；阴维为病，苦心痛也；阳跷为病，阴缓而阳急也；阴跷为病，阳缓而阴急也。诸风掉眩，皆属于肝也；诸寒收引，皆属于肾也；诸湿肿满，皆属于脾也；诸痿喘呕，皆属于胃也；诸痛痒疮，皆属于心也，诸气膹郁，皆属于肺也。诸热瞀瘛，皆属于火，手少阳三焦也；诸禁鼓栗，如丧神守，皆属于火，手少阴心也；诸逆冲上，皆属于火，手厥阴心包也；诸痉强直，皆属于湿，足太阳膀胱也；诸腹胀大，皆属于热，足太阴脾也；诸躁狂越，皆属于火，足阳明胃也；诸暴强直，皆属于风，足厥阴肝也；诸病有声，鼓之如鼓，皆属于热，手太阴肺也；诸病胕肿，疼酸惊骇，皆属于火，手阳明大肠也；诸转反戾，水液浑浊，皆属于热，手太阳小肠也；诸病水液，澄澈清冷，皆属于寒，足少阴肾也；诸呕吐酸，暴注下迫，皆属于热，足少阳胆也。五虚者，脉细、皮寒、气少、泄利前后、饮食不入也；五实者，脉盛、皮热、腹胀、前后不通、闷瞀也；五胜者，气胜则动，热胜则肿，燥胜则干，寒胜则浮，湿胜则濡泄也；五恶者，心恶热、肺恶寒、肝恶风、脾恶湿、肾恶燥也；六脱者，脱气、脱血、脱津、脱液、脱精、脱神也。头者，精明之府，头倾视深，精神将夺也；背者，胸中之府，背屈肩垂，府将坏也；腰者，肾之府，转摇不能，肾将惫也；骨者，髓之府，不能久立，骨将惫也；膝者，筋之府，屈伸不能，筋将惫也。一损损于皮毛，皮聚而毛落也；二损损于血脉，血脉虚少，不能荣于脏腑也；三损损于肌肉，肌肉消瘦，饮食不能为肌肤也；四损损于筋，筋缓不能自收持也；五损损于骨，骨痿不能起于床也。从上下者，骨痿不能起于床者，死也；从下上者，皮聚而毛落者，死也。肺主皮毛，损其肺者，益其气也；心主血脉，损其心者，调其荣卫也；脾主肌肉，损其脾者，调其饮食，适其寒温也；肝主筋，损其筋者，缓其中也；肾主骨，损其骨者，益其精也。五郁者，泄、折、达、发、夺也。金郁泄之，谓渗泄、解表、利小便也；水郁折之，谓抑之，制其冲逆也；木郁达之，谓吐之，令其调达也；火郁发之，谓汗之，令其疏散也；土郁夺之，谓下之，令无壅滞也。肉𥆧筋惕，足蜷恶寒者，汗之过也；气上冲胸，起则眩晕者，吐之过也；心下逆满者，下之过也。阳脱者见鬼，气不守也；阴脱者目盲，血不荣也。五脏不和，则九窍不通也；六腑不和，则流结为壅也。手屈而不伸者，病在筋也；手伸而不屈者，病在骨也。瘛者，筋脉急而缩也；疭者，筋脉缓而伸也。搐搦者，手足牵引，一伸一缩也。舌吐不能收者，阳强也；舌缩不能言者，阴强也。百病昼则增剧，夜则安静，是阳病有余，乃气病而血不病也；夜则增剧，昼则安静，是阴病有余，乃血病而气不病也；昼发热而夜安静者，是阳气自旺于阳分也；昼安静而夜热躁者，是阳气下陷于阴中也。昼夜发热烦躁者，是重阳无阴，当急泻其阳，峻补其阴也。夜恶寒而昼安静者，是阴血自旺于阴分也；夜安静而昼恶寒者，是阴气上溢于阳中也。昼夜恶寒，是重阴无阳，当急泻其阴，峻补其阳也。昼则恶寒，夜则烦躁，饮食不入，名曰阴阳交错者，死也。火多水少，为阳实阴虚，其病为热也；水多火少，为阴实阳虚，其病为寒也。少壮寐而不寤者，此血有余而气不足也；老人寤而不寐者，此气有余而血不足也。老衰久病者，补虚为先也；少壮新病者，攻邪为主也。慎风节食者，却病之良方也；调理脾胃者，医中之王道也。望而知之谓之神，望其所彰五色，以明其病也；闻而知之谓之圣，闻其所发五音，以知其病也；问而知之谓之工，问其所欲五味，以审其病也，切而知之谓之巧，切其五脏之脉，以察其病也。天地有南北之不同也，人身有虚实之各异也。化而裁之，存乎变也；神而明之，存乎人也。

卷二 病机约论

百病皆生于六气 一

六气者，风、寒、暑、湿、燥、火是也。夫风有冒风、伤风之不同：冒风者，风邪冒于躯壳，即有鼻塞咳嗽之疴，宜香苏饮；香附、紫苏、甘草、陈皮。伤风者，风邪伤于卫分，即患寒热汗出之症，宜桂枝汤。桂枝、白芍、甘草、枣、姜。寒有伤寒、中寒之别：伤寒则寒热无汗，宜麻黄汤；麻黄、桂枝、甘草、杏仁。中寒则腹痛泄泻，宜吴茱萸汤。吴萸、人参、枣、姜。又有暑分阴阳，湿分内外：阴暑得之纳凉饮冷，症见壮热无汗，宜香薷饮；厚朴、扁豆、香薷。阳暑得之赤日长途，症见热渴自汗，宜白虎汤；石膏、甘草、知母、粳米。内湿者，由于脾胃受亏，土不胜水，则湿从内而生，宜五苓散；泽泻、茯苓、肉桂、白术、猪苓。外湿者，由于早晨冒雾，居湿涉水，则湿从外而受，宜渗湿汤。羌活、独活、川芎、藁本、甘草、蔓荆、防风。更有燥分胜复，火分虚实：燥之胜气者，即秋凉之气也，宜杏苏散；杏仁、紫苏、枳壳、桔梗、茯苓、甘草、半夏、前胡、陈皮、枣、姜。复气者，燥胜则干也，宜桑杏汤；桑叶、杏仁、沙参、贝母、淡豉、栀皮、梨皮。虚火宜补，六味八味之属；六味丸，即熟地、山药、山萸、丹皮、泽泻、茯苓，加肉桂、附子名八味丸。实火宜泻，大小承气之属。大承气汤，即厚朴、芒硝、枳实、大黄；小承气汤，即厚朴、大黄、枳实。斯六气之见证，当详辨而治之。

诸证莫离乎四因 二

四因者，气血痰食是也。尝考丹溪治病，凡遇气亏者，以四君子汤；

人参、白术、茯苓、炙草。血亏者，以四物汤；熟地、白芍、当归、川芎。痰饮者，以二陈汤；甘草、茯苓、陈皮、半夏。食积者，以平胃散。苍术、厚朴、陈皮、甘草。都以此四方为主，更参解郁治之。药品不繁，每多中病。

内伤脾胃须辨有余、不足 三

内伤者，谓劳役过度，饮食失节，致伤脾胃之气，气虚而发热也。东垣制补中益气汤治之。黄芪、白术、陈皮、升麻、柴胡、人参、甘草、当归。然有内伤而夹食者，此不足中之有余也，治以消导为主，补脾为佐；又有内伤而夹寒者，此亦不足中之有余也，治以温散为主，补气为佐；又有内伤而犯欲者，此不足中之不足也，治以十全大补汤为主。人参、白术、茯苓、甘草、熟地、白芍、当归、川芎、黄芪、肉桂。

外感发热当分夏热、春温 四

发热之病，今人谓之四时伤寒，不知冬时伤寒，乃寒邪自外而入，故仲景治以麻桂之属。倘寒邪不即发者，藏于肌肤，或藏于骨髓，至春感受新邪，触动伏气而发者，名曰春温；至夏而触发者，名曰热病。其症发热口渴，或作咳嗽，宜以九味羌活汤加减治之。羌活、防风、苍术、川芎、白芷、黄芩、细辛、生地、甘草。但温热之病，最易伤津，辛温之剂又不宜过用。若春夏秋三时，感受非时之暴寒，名曰寒疫，宜以辛温疏表，用十神汤加减治之。葛根、升麻、白芷、赤芍、川芎、香附、陈皮、紫苏、甘草、麻黄。

伤寒传遍六经必须熟认 五

伤寒传六经者，一太阳，二阳明，三少阳，四太阴，五少阴，六厥阴也。盖太阳之为病，头痛发热，项强身痛，脉来浮紧。无汗者，宜麻黄汤；见首论。浮缓有汗者，宜桂枝汤；见首论。传于阳明，则身热鼻干唇焦，漱水不欲咽，目痛不得眠，其脉长，宜葛根汤；葛根、麻黄、桂枝、白芍、甘草、姜、枣。传于少阳，则寒热往来，耳聋口苦，胸满胁痛，脉弦舌滑，宜小柴胡汤；柴胡、半夏、人参、甘草、黄芩、姜、枣。若传于太阴，则咽干腹满自利，宜大柴胡汤；柴胡、黄芩、白芍、大枣、生姜、大黄、半夏、枳实。传于少阴，则口燥咽干而渴，或下利清水，色纯青，心下硬，或下利肠垢，目不明，宜小承气汤；见首论。传于厥阴，则烦渴厥逆，舌卷囊缩，小腹痛，脉沉涩，宜大承气汤。见首论。然而六经之邪，归于胃腑则无复传，其症潮热谵语，狂乱不得眠，烦渴、自汗、便闭等症，宜白虎承气之属，皆见首论。此指传经而言也。若夫直中之症，不由阳经传入，而直入于阴经，其症手足厥冷，脉微细，下利清谷者，谓之中寒：中太阴则病浅，中少阴则病深，中厥阴则愈深矣。仲景所谓急温之，理中汤、人参、白术、甘草、干姜。四逆汤甘草、附子、干姜。是也。有表里双传者，谓之两感，一日太阳与少阴同病，二日阳明与太阳同病，三日少阳与厥阴同病，表里并传，其祸最速。尤有一经未罢，又传一经，二经、三经同病，而不归并一经者，谓之合病；二经、三经同病，而后归并一经，谓之并病。伤寒变症繁多，有仲景之书在，此不过聊述其概也。又有停痰、伤食、脚气、虚烦、内痈五症，初起之时，与太阳表症相类，名曰类伤寒，当分治之。

时疫触冒四气务要先明 六

四气者，春应温而反寒，夏应热而反凉，秋应凉而反热，冬应寒而反温，此天时不正之气也。人感此气而为病，则长幼病皆相似，名曰时疫。其证初起，憎寒壮热，头痛身疼，口渴欲饮，后但恶热而不恶寒，治以人参败毒散表之，人参、前胡、柴胡、羌活、独活、川芎、甘草、茯苓、枳壳、桔梗、薄荷、生姜。或小柴胡汤解之。见五论。里症见者，大柴胡汤攻之。见五论。若疫病缠累，寒热不除，是邪未尽，痰结膜原，宜用达原饮槟榔、厚朴、草果、知母、芍药、黄芩、甘草。去芍药加半夏治之，俾其余邪达，痰癖开，不数剂而获效耳。

卒中风因有两端，治分四中 七

中风之病，其因有二：一曰真中，因风邪从外而入，伤人四肢躯体，轻则顽麻不仁，重则瘫痪不用；一曰痰火，因痰火从内而发，病入心主之官，轻则舌强难语，重则痰壅神昏。当其初中之时，先用通关散取嚏，细辛、薄荷、南星、半夏、皂角。再用小续命汤加减治之。桂枝、附子、人参、甘草、防风、防己、杏仁、川芎、白芍、麻黄、黄芩。还当别其中络中经、中腑中脏，庶不致误。中络者，口眼㖞斜，肌肤不仁，宜用乌药顺气散；乌药、白芷、川芎、天麻、姜炭、橘红、枳壳、桔梗、僵蚕、炙草、姜、葱。中经者，左右不遂，筋骨不用，宜用大秦艽汤。秦艽、熟地、生地、当归、白芍、石膏、羌活、独活、防风、川芎、茯苓、白术、甘草、细辛、黄芩、白芷。中腑者，昏不知人，便溺阻隔，宜用三化汤；枳实、厚朴、大黄、羌活。中脏者，神昏不语，唇缓涎流，宜用牛黄丸。牛黄、蝉蜕、胆星、全蝎、僵蚕、天麻、附子、麝香、防风。虚者用参附煎汤送下可也，如左肢不遂，血虚也；右肢不遂，气虚也；左瘫右痪者，气血两虚也，须分治之。倘口开、目合，手撒、鼻鼾、遗溺，及摇头气喘，汗出痰响，皆死症也。犹有暑中、湿中、寒中、火中、虚中、气中、食中、恶中，皆类中风之症也，慎勿误为真中，当细辨之。

破伤风原有二种，疗别三经 八

破伤风之症，一由跌打损伤，风邪乘隙而客者；一由疮口不合，风邪乘间而袭者。有用热汤淋洗，或用艾火灸之，其汤火之气，亦与风邪无异。其病寒热间作，甚则口噤目斜，身体强直，死在旦夕，诚可畏也。初见表症，宜麻黄汤汗之而愈；见首论。在半表半里者，宜小柴胡汤和解而愈；见五论。若传里者，宜承气汤下之而愈。见首论。倘破伤去血过多，筋失所养，经络空虚，风邪乘之为病，又不可专执汗下，宜桂枝汤见首论。加当归治之。

中暑有阴阳之判 九

《内经》曰：后夏至日为病暑。洁古曰：动而得之为中暍，静而得之为中暑。东垣又谓：日中劳役而得者为中暍，避暑深堂而得者为中暑。思洁古、东垣之说，似异而实同也。其实中暍即中暑，究不若以阴阳二字括之最妥。盖阴暑者，静而得之，缘于纳凉广厦，感受阴寒，在暑月，不可以寒名之，故曰阴暑也。其证头痛恶寒，肤热无汗，宜香薷饮主之。见首论。阳暑者，动而得之，缘于烈日中行，感受炎热，其症壮热心烦，蒸蒸自汗，宜白虎汤主之。见首论。其体虚者，加人参可也。

受湿有内外之分 十

丹溪曰：六气之中，湿热为病，十居八九。然有因外感而得者，有因内伤而得者，不可不别。盖外感之因，因于早晨冒雾，雨露侵衣，湿邪从外而受，束于肌表，其证头胀而疼，胸闷体痛，口不作渴，发热汗微，宜以羌活渗湿汤治之。见首论。内伤之因，因于喜饮瓜果，素嗜酒茶，湿气从内而生，踞于脾脏，其证肌黄胸痞，微热汗多，身重神疲，小便短赤，宜以五苓散治之。见首论。

火有七说 十一

朱震亨曰：五行各一其性，惟火有二，曰君火，曰相火。君火者，心火也；相火者，肝肾火也。此二火出于天造。又有五志之火者：如烦劳过度，则火起于心；大怒气逆，则火起于肝；思虑过饱，则火起于脾；悲哀恸中，则火起于肺；房劳过度，则火起于肾。此五火出于人为，天火人火，合而为七也。

凡十二经之火，又不可以不别也。如口舌生疮，心火也，癃闭淋沥，赤白带浊，小肠火也，均宜导赤散加减；<small>生地、木通、草梢、竹叶。</small>胁痛目赤，肝火也；目黄口苦，坐卧不宁，胆火也，均宜龙胆泻肝汤加减；<small>龙胆、栀子、黄芩、柴胡、生地、车前、泽泻、木通、甘草、当归。</small>腹胀口臭，脾火也，宜用泻黄散；<small>防风、甘草、山栀、石膏、藿香。</small>颊腮颐肿，龈痛牙宣，胃火也，宜用清胃散；<small>生地黄、牡丹皮、当归、黄连、升麻、石膏。</small>干咳鼻衄，肺火也，宜用泻白散；<small>生甘草、粳米、地骨皮、桑皮。</small>咽喉作痛，便秘不通，大肠火也，宜用润肠丸；<small>归尾、羌活、桃仁、麻仁、大黄。</small>梦遗便浊，肾火也，宜用六味汤；<small>见首论。</small>少腹作痛，小便不利，膀胱火也，宜用四苓散；<small>茯苓、猪苓、白术、泽泻。</small>头眩掌热，小便淋痛，三焦火也，宜用三黄解毒汤<small>黄连、黄芩、黄柏、栀子。</small>加生地治之；阳事易举，精浊不止，命门火也，宜用坎离既济汤<small>黄柏、知母、生地。</small>加苓、泻治之。此皆论有余之火也。若夫饮食劳倦，内伤元气而发热者，为阳虚之病，宜参、芪之属；若肾水受伤，真阴亏损而发热者，为阴虚之病，宜地、龟之属；若胃虚过食生冷，抑遏阳气于脾胃之中，为火郁之病，宜升、葛之属。此皆论不足之火也，当明辨之。

痰有五因 <small>十二</small>

痰者，津液之别名也。痰不自生，因有故而生焉，或因风、因寒、因热、因湿、因燥之不同。盖因风而生者，痰唾涎沫，其脉浮弦，治以前胡、旋覆之类；因寒而生者，痰唾清冷，其脉沉迟，治以干姜、官桂之类；因热而生者，痰唾胶黄，其脉洪数，治以芩、连、栀子之类；因湿而生者，痰唾清碧，其脉浮缓，治以苍术、米仁之类；因燥而生者，痰唾如线，或如小珠，或如胶漆，咳之难出，其脉涩数，治以蒌仁、贝母之类。

然此皆为辅佐之药，而君主之剂，惟二陈汤_{见二论}。最为妥也。

气有九论 十三

气者，一身之主也。内无七情所伤，外无寒暑所犯，则一气周流，百骸舒畅，何气病之有？惟人内伤七情，外受寒暑，致气之变乱，疾病丛生。《内经》曰：喜则气缓，劳则气耗，怒则气上，惊则气乱，思则气结，悲则气消，恐则气下，寒则气收，热则气泄。九气不同，为症亦异。张子和论之最详，兹不复赘。吾姑以气之虚实，约而论之。大概实者，邪气实也；虚者，正气虚也。气虚之病，精神短少，倦怠嗜卧，饮食少进，自汗、泄泻等症，诊其部候，果有气虚之脉，如四君子汤、_{见二论。}补中益气汤_{见三论}。皆可用也。若夫胸痛脘痛，两胁作痛，及小肠气痛，此为邪气实也，当作有余治之，如七气汤，_{半夏、厚朴、紫苏、茯苓、姜、枣。}木香顺气汤，_{木香、青皮、陈皮、苍术、厚朴、草蔻、升麻、柴胡、茯苓、泽泻、干姜、吴萸、当归、半夏、益智仁。}皆可用也。昔贤云：气为血之帅，血为气之配。气既病矣，则血不得以独行，故亦从而病焉。是以治气药中，必兼理血之药，如当归、赤芍、牛膝、红花等品，亦可选而用之。

郁有六名 十四

六郁者，气、血、湿、火、痰、食也。丹溪曰：气血冲和，百病不生，一有抑郁，诸症生焉①。或郁久而生病，或病久而生郁，当升不得升，当降不得降，当变化不得变化，此为传化失常。故凡治病，必参郁结治之。如气郁者，胸胁作痛，脉来沉涩，治以木香、槟榔；血郁者，四肢无力，能食便红，脉沉芤结，治以桃仁、红花；湿郁者，周身走痛，或关节

---

①气血冲和……诸症生焉：《丹溪心法·六郁》作"气血冲和，万病不生，一有怫郁，诸病生焉"。

痛，遇阴寒而发，脉沉细缓，治以白芷、羌活；火郁者，瞀闷尿赤，脉沉而数，治以柴胡、黄芩；痰郁者，动而喘满，寸脉沉滑，治以蒌、贝、南星；食郁者，嗳酸饱闷，不思饮食，人迎脉平，气口紧盛，治以楂肉、鸡金。总宜六郁汤_{香附、砂仁、苍术、川芎、茯苓、半夏、陈皮、甘草、栀子。}及越鞠丸为主。_{香附、苍术、川芎、栀子、神曲。}

疟犯暑风更兼痰食 十五

经曰：夏伤于暑，秋为痎疟。又曰：夏暑汗不出者，秋成风疟。盖夏伤于暑，其邪甚者，即患暑病，微者，则舍于营，复感秋气寒风，与卫并居，则暑与风寒合邪，始成疟疾也。连日发者则病浅，隔日发者则病深，隔两日发者则愈深矣。初起宜小柴胡汤_{见五论。}去人参加风暑药治之，清脾饮亦治之。_{即小柴胡汤去参、枣，加草果、青皮、茯苓、白术、厚朴。}兼痰者消痰，兼食者消食。倘寒多热少无汗者，寒疟也，宜以麻黄羌活汤；_{麻黄、羌活、甘草、防风。}寒少热多有汗者，风疟也，宜以桂枝羌活汤；_{桂枝、羌活、防风、甘草。}先热后寒者，温疟也，宜以白虎汤；_{见首论。}但热不寒者，瘅疟也，宜以柴胡白虎汤；_{即小柴胡汤合白虎汤也。}但寒不热者，牝疟也，宜以柴胡桂枝汤。_{即小柴胡汤合桂枝汤也。}久疟不愈，中有结癖者，疟母也，宜以鳖甲饮子。_{鳖甲、白术、黄芪、川芎、白芍、槟榔、草果、厚朴、陈皮、甘草、大枣、生姜、乌梅。}治疟之法，大凡若是矣。

痢因湿气及受积停 十六

痢疾之病，多因湿气夹食而致。伤于气分，痢下白色；伤于血分，痢下赤色；气血两伤，赤白相杂而下也。河间论痢，专言湿热，后人已驳之矣。其实湿热、湿寒，皆能致痢，须分疗之。其因湿热而痢者，里急后重，忽思饮，饮亦不多，忽思食，食亦乏味，小便热涩，痢下赤色，或淡红焦黄，脉来濡数之象，宜以芍药汤归尾、芍药、黄芩、黄连、甘草、木香、肉桂、槟榔、大黄。去肉桂加银花治之；因寒湿而痢者，腹绵痛而后坠，胸痞闷而不渴，不思谷食，小便清白，或微黄，痢下色白，或如豆汁，脉来迟缓之象，亦宜芍药汤去芩、连，加苍、曲治之。倘呕逆不食，为噤口痢也，宜以人参败毒散人参、前胡、羌活、独活、川芎、甘草、茯苓、枳壳、桔梗、薄荷、生姜。加黄连、陈仓米、石莲肉治之。

呕吐哕胃气逆而不降 十七

经曰：诸逆冲上，皆属于火；诸呕吐酸，皆属于热。后贤分有物有声为呕，有物无声为吐，有声无物为哕，皆属胃气上逆使然，更宜审症治之。如恶心者，伤胃也，宜用六君子汤；人参、白术、茯苓、甘草、陈皮、半夏。干呕者，气逆也，宜用二陈汤见二论。加生姜治之；吐蛔虫者，胃冷也，宜用椒梅理中汤；川椒、乌梅、人参、白术、炮姜、甘草。吐清水者，胃虚也，宜用香砂六君子汤；木香、砂仁、人参、甘草、白术、茯苓、陈皮、半夏。苦水者，胆热也，酸水者，肝热也，均宜左金丸。黄连、吴萸。凡呕吐、哕之症，面色青，指甲黑，中痛不止，肢厥不回，皆难治也。

泄泻症脾气伤而不升 十八

泄泻之病，所感不同，或因风寒暑湿所触，或因痰食内停，扰动乎脾，脾气不升，下陷而为泄泻。治当分其新久，审其原因。新则治邪为君，健脾为佐；久则补脾为君，升提为佐。更当辨证用药，确然有效。如泻下青色，腹痛脉弦者，因风也，宜痛泻要方，陈皮、白术、白芍、防风。加葛根、羌活；泻下白色，小便清澈，腹痛肢凉，脉沉迟细者，因寒也，宜理中汤，见五论。加附子、肉桂；口渴烦躁，脉虚身热而泻者，因暑也，宜天水散，滑石、甘草。加扁豆、黄连；泻下稀水，或尘腐色，腹不痛，身体重，倦怠无力，脉沉而缓者，因湿也，宜胃苓汤，即平胃、五苓合一方也。平胃散见二论，五苓散见首论。加木香、枳壳；泻下不化，得泻则宽，胸膈饱闷，恶闻食气，因食也，宜平胃散，见二论。加神曲、山楂；泻下或多或少，或泻或不泻，或如鱼冻者，因痰也，宜二陈汤，见二论。加木香、厚朴。泻下过多，小水不利者，法当分利，小水长则大便实也，宜五苓散加车前子；如久泻者，此法当禁，若浪用之，必损其阴。大抵脾胃之气，上升为生长之令，下降为收藏之令，凡泄泻日久，皆由脾胃之气下陷也，宜补中益气汤。见三论。又有每夜子时后、五更前作泻者，乃肾虚也，宜四神丸。五味子、补骨脂、吴茱萸、肉果霜。

霍乱阴阳须晓 十九

霍乱症，猝然心腹作痛，上吐下泻者，谓之湿霍乱也。其阴邪胜者，吐利腥秽，上下所出水液，澄澈清冷，四肢厥冷，不思饮水，脉沉而迟者，宜藿香正气散藿香、紫苏、桔梗、白芷、半夏、陈皮、茯苓、腹皮、厚朴、白术、甘草、姜、枣。加干姜治之。其阳邪胜者，吐利烦热，自汗口渴，欲饮凉水，四肢温暖，脉沉而数者，亦宜藿香正气散加黄连治之。其或心腹疼痛，欲吐不吐，欲泻不泻者，谓之干霍乱也，宜用盐汤探吐，吐后亦宜此方加减。如痛甚者加吴萸，吐甚加豆蔻，泻甚加苍术，胸痞加枳壳，转筋加木瓜。如服药即吐者，用百沸汤、冷井水各半碗，合而服之则安。

痞满痰食当明 二十

痞者否也，满者懑也，胸中否懑而不舒畅，谓之痞满，非痞块之痞可比耳。其由脾倦不能输化，以致积食、积痰留于中脘而成痞满之症，宜用枳实消痞丸；人参、白术、茯苓、甘草、枳实、厚朴、黄连、半夏曲、干姜、麦芽。痰盛者，加橘红、芥子；食盛者，加楂肉、槟榔。必使脾土复强，气机通利，则痰不生，而食不停，其否满自然通泰矣。

饐^①逆由胃气不顺 二一

饐逆者，俗称为发呃也。声短者，出于中焦，水谷之病也；声长者，出于下焦，虚邪相搏也。脉浮缓者吉，弦急者凶。伤寒失下，便闭而呃者，宜以三承汤选用。大小承气见首论，调胃承气即芒硝、大黄、甘草。吐利后，胃寒而呃者，治以丁香柿蒂汤；丁香、柿蒂、人参、生姜。胃热而呃者，治以橘皮竹茹汤；橘皮、竹茹、半夏、枇杷叶、甘草、麦冬、人参、茯苓。气逆而呃者，治以沉香降气汤；沉香、半夏、橘红、当归、前胡、厚朴、肉桂、甘草、生姜。病后发呃者，为难治也。

咳嗽因肺气之不清 二二

洁古曰：咳者有声而无痰，伤于肺气；嗽者有痰而无声，动于脾湿；咳嗽者，有痰有声，因伤肺气而动脾湿也。然而丹溪又谓咳嗽之因有五，乃风寒、痰饮、火郁、劳嗽、肺胀也。如鼻塞声重恶寒者，风寒也，宜杏苏饮；见首论。嗽动便有痰声，痰出嗽止者，饮也，宜葶苈二陈汤；即二陈汤加葶苈，见二论。有声痰少面赤者，火郁也，宜泻白散，见十一。加栀子、薄荷；盗汗痰多寒热者，劳嗽也，宜秦艽鳖甲散；秦艽、鳖甲、地骨皮、柴胡、青蒿、当归、知母、乌梅。动则喘满，气急息重者，肺胀也，宜苏子降气汤。即前论沉香降气汤，去沉香加苏子。《内经》虽谓五脏六腑皆令人咳，而大要皆在聚于胃、关于肺也。肺气不清则咳嗽不绝，胃气不和则痰涎日多。亦有因气不清而吐痰者，亦有因痰多而气滞者，须究其致病之原。因风则散之，火则清之，湿则燥之，燥则润之，如此则肺气清而咳嗽不作，胃气和而痰涎不生。若咳嗽日久，肺气散失，胃气空虚者，又当敛肺助

---

① 饐（hōng 轰）："饐"（yì 易）字之避讳。饐，食不下，饭窒也。

胃，不可专于清气化痰。一有失治，最易成劳，可不慎欤？

膈有噎塞、反胃之异 二三

噎塞、反胃二症，丹溪谓名虽不同，病出一体，然而实有不同也。噎塞者，膈塞不通，食不能下，故曰噎塞，是证由于气血亏损，复因忧思悲郁，郁则施化不行，痰气阻塞而不通，膈间不畅，妨碍道路，饮食难进也。反胃者，饮食能入，入而反出，故曰反胃，是证由于脾胃阳虚，运行失职，不能熟腐水谷，变化精微，朝食暮吐，暮食朝吐也。王太仆云：食不得入，是有火也；食久反出，是无火也。大概噎塞属火为多，宜用七圣汤加减；黄连、半夏、白蔻、人参、茯苓、生姜、竹茹。反胃属寒为多，宜用香砂二陈汤加减。即二陈汤加木香、砂仁。

臌有气、水、虫、血之分 二四

臌胀之病，先贤每详于肿胀之门。盖肿多属水，胀多属气，知水气二字，则臌胀不难治矣，似不必分五水若何，五臌十胀若何。予姑以气、水二臌，先别论之。气臌者，由于肝气郁滞，脾气不行，气机不畅，以致腹胀如鼓，皮厚色苍，按之即起，宜鸡金散，鸡内金、陈香橼皮、沉香、砂仁。加青、陈、木香治之；倘挨延日久，逐渐绷急，腹露青筋，四肢瘦削，此为单腹臌胀，最为难医，在体实脉实者，宜用厚朴散；厚朴、甘遂、大戟、木香、槟榔、青皮、陈皮、枳壳。体虚脉虚者，亦宜此方去遂、戟，加砂、蔻、参、苓治之。水臌者，良由脾虚不能制水，肾虚不能行水，水气泛滥，反侵于脾，脾不司运，以致腹皮肿大，皮薄色泽，按之成凹，宜用疏凿饮子；腹毛、椒目、苓皮、秦艽、羌活、木通、商陆、赤豆、槟榔、泽泻。倘有喘逆者，益以葶苈、苏子治之。先哲又有臌胀非虫即血之说，其理亦通，虫、血二臌，又当分论。虫臌者，良由湿热蕴酿，久化为虫，譬如腐草化萤之义。其证腹如梢瓜，四肢瘦削，腹时疼，按之凝团有块，宜用化虫丸治之。鹤虱、使君子、槟榔、芜荑、白矾、川楝根、胡粉。血臟者，良由吐血下血，止涩太早，及产后恶露未尽，补之非法，或月事将行，或未行尽，有犯房事，皆能使瘀血留着。其证腹大而坚，拒手按之，或大便色黑，当用桃仁承气汤，桃仁、甘草、芒硝、桂枝、大黄。加厚朴、香附治之。

痉痓有刚柔之说 二五

痉者，颈病也；痓者，掣病也。颈项牵掣，腰背反张，如鸟张翅，故名痉痓病也。有因乎寒者，令人无汗恶寒，名曰刚痉，宜以葛根汤治之；见五论。有因乎风湿者，令人有汗恶风，名曰柔痉，宜以桂枝加附子汤治之；即桂枝汤加附子，见首论。又有因病发汗过多，产后去血太众，筋无血养，则筋急而挛，令人百节强劲者，均宜十全大补汤治之。见三论。

喘急有虚实之评 二六

丹溪曰：暴病而喘者为实，久病而喘者为虚；脉浮滑而四肢暖者吉，脉涩滞而四肢凉者凶。凡一切喘症，宜以苏子降气汤加减治之；见二十二。若喘动便有痰声者，痰喘也，宜本方去桂加杏仁；午进午退，得食则减，食已则喘者，火喘也，亦宜本方去桂，加桑皮、杷叶；气从脐下而起，直冲清道而上者，阴虚之喘也，亦宜本方去桂、朴，加熟地、沉香；呼吸短促而无痰声者，气虚之喘也，亦宜本方去厚朴，加人参、茯苓；恶寒发热，脉浮紧者，感寒之喘也，亦宜本方去前胡，加杏仁、桔梗；胸中漉漉有声，怔忡而发喘者，水停心下也，亦宜本方去当归，加旋覆、葶苈；若果汗出发润，呼多吸少，吐血不得卧者，皆不可治。

五积六聚与癥瘕治疗莫混 二七

《金鉴》云：五积六聚之名，本乎《难经》。五积者，伏梁、肥气、痞气、息贲、奔豚也；六聚者，积之着于孙络、缓筋、募原、肠后、输脉、脊筋也。七癥八瘕之名，载在《千金》：七癥者，蛟、蛇、鳖、虱、肉、米、发也；八瘕者，青、黄、燥、血、脂、狐、蛇、鳖也。大抵积属脏阴，发有常处，痛不离部；聚属腑阳，发无根本，痛无定处。癥者征也，言有形像可征，牢固不移；瘕者假也，言假物以成形，忽散忽聚。凡积聚之病，宜士材阴阳攻积丸加减治之。吴萸、黄连、干姜、官桂、川乌、半夏、茯苓、橘红、槟榔、沉香、厚朴、枳实、延胡、巴豆、琥珀、菖蒲、人参、桔梗，共末，皂角煎汁泛丸。癥瘕之症，宜《金鉴》大七气汤加减治之。三棱、莪茂、青皮、陈皮、木香、藿香、益智、桔梗、甘草、肉桂。

五劳七伤同六极审辨当精 二八

五劳者，曲运神机则劳心，尽心谋虑则劳肝，意外过思则劳脾，预事而忧则劳肺，色欲过度则劳肾。七伤者，久视伤血，久行伤筋，久坐伤肉，久卧伤气，久立伤骨，房劳思虑伤心肾。六极者，血极则发堕善忘，筋极则拘挛转筋，肉极则肌削萎黄，气极则短气喘急，骨极则齿浮足痿，精极则目暗耳聋。此五劳、七伤、六极之旧说也。然而劳伤极症，皆不离乎五脏之据。吾姑以五脏之虚劳，分而论之：如咳嗽内热，日晡颧赤，宜用加味救肺汤以救其肺；人参、黄芪、麦冬、五味、款冬、紫苏、甘草、兜铃、当归、白芍。烦热盗汗，不寐梦遗，宜用天王补心丹以补其心；远志、柏仁、元参、丹参、枣仁、当归、熟地、人参、茯苓、天冬、麦冬、桔梗、五味。神疲食减，萎黄便泻，宜用健脾丸以健其脾；人参、白术、陈皮、山楂、麦芽、枳实。男子淫梦惊惕、似疟非疟，女子带下淋漓、月经妄溢，宜用补肝汤即四物汤加枣仁、木瓜、甘草。去木瓜，加阿胶、首乌，以补其肝；又有男子遗精盗汗、腰膝酸软，女子白淫淋带、天癸不行，宜用滋肾丸，黄柏、知母、肉桂。加熟地、牡蛎、杜仲，以补其肾。大抵是证，由浅而深，亏而虚，虚而损，损而劳，劳而瘵。瘵者败也，气血阴阳俱败之候也，勉以黄芪鳖甲散为治。黄芪、鳖甲、秦艽、柴胡、人参、茯苓、桑皮、熟地、白芍、地骨皮、甘草、半夏、紫菀、知母、天冬、肉桂、桔梗。凡劳伤虚损之症，自上损下者，一损损于肺，二损损于肝，三损损于脾，过于脾则不可治；自下损上者，一损损于肾，二损损于心，三损损于胃，过于胃则不可治。所谓过于脾胃者，吐泻是也。

吐血出于胃络 二九

吐血出于胃络者，盖以阳明多血多气也。经曰：阳络伤，血从上溢。其伤之因有三：一曰热伤，宜以清热为主；一曰劳伤，宜以理损为主；一曰努伤，初宜破逐为主，日久亦宜理损为主，总当以犀角地黄汤加减。犀角、地黄、芍药、丹皮。倘或大吐不止，形容脱色，脉微欲绝者，急以独参汤救之。此血脱益气之法，俾其气旺生血，医者不可不知。

衄血本乎肺经 三十

衄血者，血出于鼻也。鼻为肺之窍，故曰本乎肺经，多由火热乘肺所致，宜以犀角地黄汤见前论。加黄芩、侧柏、藕节、茅花治之。亦有阴盛迫其虚阳，而其势欲脱者，宜以止衄散黄芪、茯苓、生地、白芍、当归、阿胶，共末，麦冬汤调下。加龟版、肉桂治之，又不可忽其衄血为轻证也。

目衄属肝，耳衄属肾 三一

目衄者，血从目内而出，乃属肝经积热，宜以泻肝汤主之；见十一。或由阴虚生火，火逼肝经，宜以知柏八味汤主之。知母、黄柏、熟地、丹皮、怀山、茯苓、山萸、泽泻。耳衄者，耳中出血也，属肾家虚火假肝热而升腾，宜以大补阴丸黄柏、知母、龟版、熟地、猪脊髓，和蜜为丸。加丹皮、桑叶治之。

齿衄属胃，舌衄属心 三二

血从齿龈而出者，曰齿衄，又曰牙宣，属胃热为多也。血出如涌，齿不摇动，口臭不可近者，宜以清胃散主之；见十一。亦有因风壅者，牙龈作肿，牵引头疼，宜以消风散治之；羌活、防风、荆芥、川芎、厚朴、人参、茯苓、甘草、陈皮、僵蚕、蝉蜕、藿香，共末，茶调下。又有因肾虚者，口不秽臭，齿牙浮动，衄血点滴而出，宜以六味汤见首论。加青盐、旱莲草治之。舌衄者，少阴心火上炽也，先用蒲黄煎汤漱之，次用文蛤为散掺之；舌长出口者，用冰片为末敷之。

咳血呕血，肺肝气热 三三

咳血者，火乘金位，肺络受伤也。热壅于肺则咳血；久咳肺损，亦能致血。壅于肺者易治，不过清肺而已，用泻白散见十一。加川贝、杷叶、藕节治之；损于肺者难治，延久必成痨瘵，用补肺阿胶散阿胶、兜铃、牛蒡、甘草、杏仁、糯米。加旱莲草、淮牛膝治之。呕血者，因于气怒伤肝，肝热内炽，逼血上逆所致。经曰：怒则气上，甚则呕血，此之谓也。宜用四物汤见二论。去川芎，以生地易熟地，再加丹皮、郁金、韭汁、童便治之。

咯血唾血，心肾火腾 _{三四}

《金鉴》云：咯出于心，唾出于肾。咯血者，不嗽，而喉中咯出小块，或血粒是也。良由心经火炽，逼血外出，宜以易简地黄饮子_{人参、黄芪、甘草、生地、熟地、天冬、麦冬、枇杷叶、石斛、泽泻、枳壳。}去参、芪、枳壳治之。亦有谓咯血属肾，缘于房劳过度者，法当补水。其实心经火炽，亦由肾水所亏，如六味、八味_{俱见首论。}亦可加减用之。平时津唾中有血如丝，多由肾水不足，虚火扰络而成，宜以知柏八味_{见三一。}加旱莲、龟版治之。亦有思虑伤脾，脾不统血，用归脾汤。_{白术、人参、黄芪、归身、炙草、茯神、远志、酸枣仁、木香、龙眼肉、姜、枣。}总宜审症施治，庶无误耳。

惊悸之疴，恐惧痰迷所致 _{三五}

惊悸者，忽然若有惊，惕惕然心中不宁。由于惊恐动心，心被痰迷所致，宜以二陈汤_{见二论。}加龙齿、竺黄、茯神、远志治之。又有怔忡之症，心中恍惚不安，如人将捕然，由于心血不充所致，宜以定志丸_{人参、茯神、远志、菖蒲。}加当归、丹参治之。丹溪曰：大率惊悸属痰与火，怔忡属血虚有火，如麦冬、竹叶、灯心、莲心，均可加入也。

健忘之病，血衰忧郁而成 _{三六}

健忘者，顿然而忘其事也，缘于心血衰少，忧郁过度，损伤心包，以致神舍不清，转盼遗忘。宜以养血安神，归脾汤、_{见三四。}柏子养心丹_地

黄、当归、茯神、枸杞、麦冬、甘草、元参、菖蒲。皆可用也。倘肥人夹痰者，合二陈汤；见二论。老人神思昏迷者，常服天王补心丹可也。见二十八。

癫狂者，审阴阳之邪并 三七

癫疾始发，志意不乐，甚则精神痴呆，言语无伦，而睡于平时，乃邪并于阴也；狂疾始发，多怒不卧，甚则凶狂欲杀，目直骂詈[1]，不识亲疏，乃邪并于阳也。故经曰：重阴者癫，重阳者狂[2]。盖癫之为病，多因谋为不遂而得，宜以安神定志丸治之。茯神、茯苓、人参、龙齿、菖蒲、远志。狂之为病，多因痰火结聚而得，宜以生铁落饮主之。天冬、麦冬、茯神、茯苓、丹参、元参、菖蒲、连翘、胆星、川贝、橘红、钩藤、朱砂、远志、生铁落。

痫症者，究痰火之与惊 三八

痫症者，忽然昏倒无知，口噤牙闭，神昏吐涎，抽搐时之长短不等，而省后起居饮食，一似平人。古人虽听五声分五脏，谓马鸣属心，羊嘶属肝，牛吼属脾，犬吠属肺，猪啼属肾，其实不越痰、火、惊三字之范围，总宜三痫丸治之。白矾、荆芥为丸，朱砂为衣。痰盛加僵蚕、川贝、天竺、牛黄；火加栀子、连翘、黄连、桑叶，惊加钩藤、金箔、龙齿、朱砂。如药少效，当其发作之时，灸百会穴。从鼻直上，入发际五寸，旋毛陷中可容指处。不拘壮数，以苏为止。再发再灸，以愈为度。

---

① 詈（lì力）：骂，责骂。
② 重阴者癫重阳者狂：出自《难经》。

九种心痛，实在胃脘 三九

真心痛者不治。今所云心痛者，皆心包络及胃脘痛也。凡痛症有九，宜细辨之。一虫痛者，时痛时止，唇舌上有白花点，得食愈痛。虫为厥阴风木所化，宜乌梅丸。乌梅、桂枝、附片、干姜、人参、当归、黄连、黄柏、细辛、川椒。二注痛者，入山林古庙，及见非常之物，脉象乍大乍小，两手若出两人，宜苏合丸，研而灌之。苏合香、安息香、薰陆香、龙脑香、沉香、檀香、丁香、木香、麝香、犀角、朱砂、香附、荜茇、白术、诃黎勒。三气痛者，因大怒抑郁，及七情之气作痛，宜香苏饮见首论。及七气汤。见十三。四血痛者，瘀血作痛，痛如刀割，或有积块，或大便黑，宜桃仁承气汤。见二四。五悸痛者，即虚痛也，痛有作止，喜手按之，宜小建中汤，即桂枝汤内加饴糖，白芍倍用。加砂仁、木香。六食痛者，食积而痛，嗳腐吞酸，脘中闭闷，宜平胃散，见二论。加神曲、山楂。七饮痛者，由停饮作痛，时吐清水，或胁下作水声，宜二陈汤，见二论。加白术、肉桂。八冷痛者，腹痛身冷，脉象沉迟，宜以附子理中汤。即理中汤加附子，见五论。九热痛者，腹痛身热，脉数有力，宜金铃子散，金铃子、延胡索为末，酒下。加黄连、栀子。若此分疗，投剂自验。

七般疝气，总属厥阴 四十

疝气主肝病者，盖以肝经过腹里，环阴器也。七疝者，寒、水、气、血、筋、狐、癫是也。寒疝囊冷，结硬如石，阴茎不举，腰痛引丸；水疝囊肿，或发痒流水，或少腹按之作水声；气疝气坠，则睾丸遂胀，或左或右；血疝状如黄瓜，在少腹两旁，横骨之端，俗名鱼口便毒，或睾丸肿大，或结成痈肿；筋疝囊下筋胀，或溃或痛，或白物随溲下流；狐疝卧则入腹，立则出腹入囊，如狐之昼出夜入；癫疝①阴囊肿硬，如升如斗，不痛不痒。此七疝之见症也，总宜马蔺花丸为主。马蔺花、延胡、肉桂、橘核、海带、昆布、海藻、金铃子、枳壳、桃仁、厚朴，水泛细丸。寒加吴萸、附片、小茴、蜀椒；水加泽泻、猪苓、萆薢、防己；气加青皮、香附、乌药、木香；血加牛膝、丹皮、归尾、赤芍；筋加木瓜、橘络、黄柏、山栀；狐加粉葛、升麻、柴胡、苍术。癫疝或得于胎元，或经年久病者，不必治之；如遇外邪触发而痛，加乳香，没药、橘叶、山楂。按症调治，庶几奏效。

分内外之头痛 四一

外感头痛，如破如裂，无有休歇；内伤头痛，其势稍缓，时作时止。更宜细审其因，用药庶无差误。有因风痛者，抽掣恶风；因热痛者，烦心恶热；因寒痛者，绌急而恶寒战栗；因湿痛者，头重而天阴转甚；因痰痛者，昏重而眩晕欲吐；因食痛者，发热而嗳酸恶食；气虚痛者，九窍不利，恶劳动；血虚痛者，鱼尾上攻，恶惊惕。统以川芎茶调散。川芎、荆芥、防风、细辛、白芷、薄荷、甘草、羌活，每三钱，茶调服。如气虚者益以参、苓，血虚者增之归、地，痰加陈、夏，食佐神、楂，临时加减可也。至若真头痛者，引脑及颠，大痛不止，手足青冷至节者，旦发夕死，夕发旦死，灸百会穴，见三八。内进参附汤，人参、附子。间亦有生者。

辨左右之胁痛 四二

李惺庵②曰：胁痛宜分左右，辨虚实。左胁痛者，肝受邪也；右胁痛者，肝邪入肺也。左右胁胀者，气滞也；左右胁注痛有声者，痰饮也；左

---

① 癫（tuí 颓）疝：即寒湿下注所引起的阴囊肿大，妇女少腹肿或阴户突出的病证。

② 李惺庵：清代医家，字用粹，又字修之，上海市人。先业儒，因有家传而旁通医术，著《证治汇补》《旧德堂医案》。

胁有块作痛，夜甚者，死血也；右胁有块作痛，饱闷者，食积也；咳嗽引痛，喘急发热者，痰结也；时作时止，暴发痛甚者，火郁也；满闷惧按，烦躁多怒者，肝实也；耳目眄^①瞔^②，爪枯善恐者，肝虚也；隐隐微痛，连及腰胯，空软喜按者，肾虚也；胁痛咳嗽腥臭，面赤唾痰者，肺气伤也；胁内支满目眩，前后下血者，肝血伤也；两胁搐急，腰腿疼痛，不能转侧者，湿热郁也。总以柴胡疏肝散为主。柴胡、白芍、甘草、香附、陈皮、生姜、枳壳、川芎。如气滞于左者，加木香、郁金；右者加桑皮、旋覆；痰加半夏、芥子；瘀加桃核、归须；食加红糖汤炒楂肉；火加吴萸汤炒黄连；湿加萆薢、独活；肝实加青皮、楝子；肝虚加牡蛎、当归；肾虚加潼蒺、骨脂，去柴胡、枳壳；肺虚加川贝、枇杷叶，去香附、生姜。增减得宜，治无不验。

腰痛者，肾虚而或闪挫　四三

腰者肾之府，一身之大节也。如房劳过度则肾虚，欲跌未跌则闪挫，负重损伤则血凝，酒食不节则湿热，睡卧湿处则寒湿，此皆为腰痛之因也。病因既明，须辨其证。如悠悠不已而痛者，肾虚也，宜以青娥丸；破故纸、杜仲，合桃肉捣丸。痛而气逆，俯仰艰难者，闪挫也，宜以通气散；木香、茴香、牵牛、穿山甲、延胡、甘草、陈皮。痛如锥刺，日轻夜重者，血凝也，宜以活络饮；即四物汤加桂枝、羌活、红花、杏仁、大黄、牛膝。溺赤便溏而腰痛者，湿热也，宜以倪氏苍柏散；苍术、黄柏、车前、杜仲。遇天阴则痛，久坐亦痛者，寒湿也，宜以肾着汤茯苓、白术、甘草、干姜。加苍术、附片、续断、狗脊治之。

---

① 眄（máng 盲）：目不明。

② 瞔（zé 则）：张目。

腹痛者，寒气而或木乘 _{四四}

中脘痛属太阴，脐腹痛属少阴，少腹痛属厥阴。如绵痛而无增减者，寒也，宜以四逆汤_{见五论}。加吴萸治之；如腹中急痛者，木乘土也，宜以小建中汤，_{见三九}。亦加吴萸治之；夹食者，加之麦芽、楂、曲；动蛔者，加之川楝、椒、梅。惟有真腹痛，痛时脐上青筋，上贯于心者死，人中黑色者亦死。

痿属燥金与湿热 _{四五}

痿有五，心、肝、脾、肺、肾也。痿属燥病，皆因肺热而生。若阳明无病，则宗筋润而利机关，虽肺热不能成痿。必阳明虚弱，肺热叶焦，致津液不化，筋骨失养，皮毛瘁痿，发为痿躄，不能行也。因而心气热为脉痿，肝气热为筋痿，脾气热为肉痿，肾气热为骨痿。痿证多端，总宜虎潜丸为主。_{白芍、当归、熟地、干姜、龟版、虎胫骨、知母、黄柏、牛膝、陈皮、锁阳、羊肉，酒煮烂，捣丸，盐汤下}。亦有因湿热而致痿者，两足痿软，热似火焚，宜以加味二妙汤为主。_{防己、当归、草薢、秦艽、黄柏、龟版、牛膝、苍术}。

痹由寒湿及风并 _{四六}

风、寒、湿三气杂至，合而为痹。其风气胜者为行痹，寒气胜者为痛痹，湿气胜者为着痹。行痹者，痛无定处，俗名流火；痛痹者，痛有定处，即今之痛风也；着痹者，即今之麻木不仁也。盖痹症与痿相似，但痿症不痛，痹症多痛；痿病在足，痹病在身；痿多用补，痹多用散。三痹既识，痿痹亦分。又有随时之五痹，不可不述。以春为筋痹，夏为脉痹，长夏为肌痹，秋为皮痹，冬为骨痹，各因其时，重感于风寒湿也，统宜五痹汤治之，麻黄、桂枝、黄芪、甘草、葛根、白芷、羌活、虎骨、红花、附子、防己、防风、羚角。蠲痹汤亦妙。羌活、防风、赤芍、当归、黄芪、甘草、片子姜黄，加姜、枣煎。

便浊有赤白之论 四七

浊证有赤白二种。古人以赤属血，白属气，而又以赤为心虚有热，白为肾虚有寒。大概赤者以清心莲子饮，石莲肉、茯苓、甘草、黄芪、柴胡、黄芩、地骨皮、车前子、人参、麦冬。白者以萆薢分清饮。萆薢、甘草梢、益智仁、石菖蒲、乌药，加盐煎。然而赤浊虽属乎热，亦有日久精竭阳虚，不能化白而属寒者，宜以桂附八味丸见首论。加骨脂、巴戟治之。白浊虽属乎寒，亦有败精湿热，酿成腐化，变白而属热者，宜以珍珠粉丸。椿皮、黑姜、蛤粉、滑石、神曲、青黛、黄柏。是则又不可以赤白论寒热也。

汗出有自盗之称 四八

睡则汗出，醒则倏收，曰盗汗，为阴虚也；不分寤寐，不因劳动，自然汗出，曰自汗，为阳虚也。盖阳虚不能卫外而为固，则外伤自汗，宜以玉屏风散为主。黄芪、白术、防风。阴虚不能内营而退藏，则内伤盗汗，宜以当归六黄汤为主。当归、生地、熟地、黄芪、黄连、黄芩、黄柏。凡感暑湿风邪，皆令有汗，不可误为虚损而投补涩，慎之慎之。

七种遗精，分虚分实 四九

遗精有七：有用心过度、心不摄肾而遗者，有思欲不遂而遗者，有贪色过度而精滑者，有肾虚不固而常渗者，此皆无梦而遗，为虚证也，均宜龙骨远志丸；_{龙骨、远志、茯苓、茯神、朱砂、菖蒲、人参。}又有因相火动而梦遗者，为虚中之实证也，宜本方去人参，加生地治之；又有壮年久旷而精溢出者，宜以坎离既济汤；_{见十一。}又有饮酒厚味，痰火湿热扰动而精出者，亦宜此汤，加茯苓、泽泻、车前、麦冬治之。此二者，皆实证也。以上共为七症，当分虚实而治，庶几不忒。

五般黄疸，辨阳辨阴 五十

黄疸有五，阴黄、阳黄，及谷疸、酒疸、女劳疸也。其症目珠、皮肤、小溲皆黄。由于气郁湿蒸，譬如盦^①曲相似。阳黄者，黄而明亮，湿热为病，宜以茵陈栀柏汤。_{茵陈、栀子、黄柏。}阴黄者，黄而晦暗，寒湿为病，宜以茵陈姜附汤。_{茵陈、干姜、附子。}有因伤食者，名曰谷疸，宜以茵陈为主，楂、曲为佐。伤酒者，名曰酒疸，亦宜茵陈为主，葛花、枳椇为佐，此阳黄之类也。又有额黑，少腹急，小便自利，得之于大劳大热、与女子交接，此名女劳疸，此阴黄之类也，宜以肾疸汤。_{羌活、独活、升麻、柴胡、干葛、防风、猪苓、茯苓、白术、甘草、人参、泽泻、神曲、黄芩、黄柏、苍术。}倘因久病脾虚，发黄色暗，此脏腑之真气泄露于外，多不可治，勉以六君子汤为主。_{见十七。}

眩晕无痰不作 五一

倪松亭云：无痰不作眩晕，丹溪之言也。予观《针经》有云，脑为髓之海。髓海有余，则轻健有力；不足则脑转耳鸣，眩冒胫软。要之是证，实由房劳过度，精气走泄，脑髓空虚所致。或经劳动，则火气上炎；或肾水虚，则木摇风动。所以卒然头旋目暗，身将倒仆之状。治当大补其肾，

---

① 盦（ān 安）：覆盖，引申为遮盖或密封有机物使发酵。

以六味地黄汤为主。见首论。古人云：滋苗者，必固其根，此治本之法也。若夫丹溪所言，无痰不眩晕者，乃因外邪所触，则气不顺，遂生痰涎，积于胸中，兀兀欲吐不吐之状，心神烦躁，头目昏花，如转运之意，非真眩晕也，法当消痰，以二陈汤为主。见二论。

消渴无火不生 五二

上消属肺，饮水多而小便如常；中消属胃，饮水多而小便短赤；下消属肾，饮水多而小便浑浊。三消皆燥热之病也，总宜竹叶黄芪汤加减治之。竹叶、黄芪、生地、白芍、当归、川芎、麦冬、石膏、黄芩、人参、半夏、甘草。然有老年好饮茶者，夜必多溺，又勿执三焦皆热也。要之饮水多而溺短色赤者，属热，是火盛耗水也；饮水少而溺长色白者，属寒，是火虚不能耗水也。是症多不能食，若能食便硬，脉大强实者，为胃实热，下之尚可医也，宜以调胃承气汤。见二十一。若不能食，舌苔白滑者，湿盛也，久则必成水肿；舌紫干者，热盛也，久则必发痈疽而死。

耳聋，肾经之病 五三

耳者，肾之窍也。肾气实则耳聪，肾气虚则耳聋，此大概而言也。然而心窍寄于耳，胆脉附于耳。大凡体虚失聪，治在心肾；邪干窍闭，治在胆经。盖耳为清空之窍，清阳交会流行之所，一受风热火郁之邪，则耳遂失聪矣。又有水衰火旺，肾气虚夺者，亦能失聪。当别虚实而治之。虚者以左慈丸磁石、五味、熟地、丹皮、山药、山萸、茯苓、泽泻。加减治之；实者以清神散加减治之。荆芥、防风、菊花、羌活、川芎、菖蒲、木香、僵蚕、甘草、木通，为末，茶调。

目疾，肝火之因 五四

《内经》曰：目者肝之窍也。又云：五脏六腑之精华，皆上注于目。故专科有风、水、气、血、肉五轮之说，其实统归乎肝。肝主血，肝属木，譬如木之为物，太茂则蔽密，太衰则枯槁。如肝血热者，则目壅蔽而肿痛，为木之太过也，宜以洗肝散治之。薄荷、羌活、防风、栀子、大黄、甘草、当归、川芎。肝血虚者，则目耗散而不明，为木之不足也，宜以杞菊六味汤，即六味汤内加枸杞、甘菊。补肾水以涵肝木也。

口内生疮是脾经之热炽 五五

口者，脾之外候也。口内生疮糜烂，乃脾经之蕴热，名曰口糜是也，宜用泻黄散治之。见十一。若平人口淡而和，主无病，可以弗药；口淡乏味，主胃虚，宜用六君子汤；见十七。口臭而苦，主胃热，宜用白虎汤。见首论。若口内溢酸味者，肝热淫脾也，宜用泻黄散，加胆草、黄连；苦味者，心热淫脾也，加麦冬、竹叶；辛味者，肺热淫脾也，加桑皮、地骨；咸味者，肾热淫脾也，加黄柏、知母；甘味者，本经自热也，加黄芩、石斛；酸而苦者，肝胆并热也，宜用龙胆泻肝汤治之。见十一。

鼻窍流涕因肺脏之风侵 五六

有鼻流清涕，喷嚏咳嗽者，是风寒袭入于肺也，宜以川芎茶调散主之；见四一。有流浊涕而秽者，是风热袭入于脑也，名曰鼻渊，俗名脑漏，宜以苍耳散苍耳子、白芷、辛夷、薄荷。加连翘、栀子治之；有鼻孔生疮者，用猪胆汁调冰硼散敷之，冰片、硼砂、元明粉、朱砂。其效捷于影响耳。

治牙疼，审风、火、虫、虚为要 五七

牙齿为骨之余，属乎肾也，上下龈皆属阳明。凡患牙痛者，皆牙龈作痛，故用药不外阳明与少阴也。然风、火、虫、虚，皆令人痛，不可不分治之。盖风牙痛者，不甚红肿，头痛恶风；火牙痛者，多见红肿，口渴喜冷；虫牙痛者，蚀尽一牙，又蚀一牙。统宜独活散治之，羌活、独活、细辛、荆芥、防风、薄荷、生地、川芎。风加白芷，火加石膏，虫加蜂房。尤有肾虚牙痛者，又当审详。古人云：肾实则齿固，肾虚则齿疏。人有齿豁摇动，时常作痛者，属肾虚也，宜以玉女煎地黄、石膏、知母、麦冬、牛膝。加青黛、黄柏治之。

医喉症，别单、双、缠、痹能灵 五八

胸膈之上，有风热所阻，则咽喉遂肿痛矣，甚则单、双乳蛾，会厌之旁高顶而肿。一边为单蛾，两边为双蛾，以其形似乳蛾，故名也。若热极则肿闭，汤水不能下，言语难出，呼吸不通，名曰喉痹；若热极更兼痰盛，则痰响于喉间，内外肿闭，汤水不下，名曰缠喉风，皆危病也，宜汇补桔梗汤服之，桔梗、犀角、元参、黄芩、甘草、木通、升麻、牛蒡。七宝散吹之。火硝、牙皂、雄黄、硼砂、全蝎、白矾、胆矾。更宜针刺，刺出脓血则瘳。若溃后不出脓血，仍然肿闭，汤水不下则死矣。

大便干燥缘于血液不足 五九

经云：肾主五液。故肾实则津液足，而大便润；肾虚则津液干，而大便燥。此与热燥、风燥、火燥之不同，攻下不宜浪用，宜五仁丸，加生

地、当归、苏蓉、枸杞治之。倘因胃家实，而大便闭，脉沉实而有力者，又当攻下，润剂则不可恃，宜三承气汤，见二十一。量其虚实而用之可也。

小便秘滞由于气化不行 六十

经曰：膀胱者，州都之官，津液藏焉，气化则能出矣。所以气滞不行，则小便不得通利。东垣云：渴而小便不利者，热在上焦气分也，宜四苓散，见十一。加桔梗、升麻。不渴而小便不利者，热在下焦血分也，宜滋肾丸，见二十八。加车前、泽泻。更有用吐法通其小便者，譬如滴水之器，上窍闭，则下窍不通，必须上窍开，而下窍之水自出，此丹溪之妙法也。

风袭胃肠成便血 六一

便血之症，有肠风，有脏毒，皆由肠胃素有蕴热，复加风邪袭之致病也。如下鲜血，大便燥结，名曰肠风。粪前为近血，易愈；粪后为远血，难瘳，宜用槐花散治之。槐花、枳壳、黑荆芥、侧柏叶。若血色黯浊，大便溏泻，名曰脏毒，宜用《金匮》黄土汤治之。伏龙肝、白术、甘草、阿胶、黄芩、生地、附子。

湿入膀胱致热淋 六二

热淋者，小便频数，不能流通，溺罢而痛是也，大抵乃由湿热入于膀胱所致。丹溪曰：淋虽有五，总属乎热，然又不可不分。气淋气滞，余沥不断；血淋溺血，遇热而发；石淋茎痛，溺有砂石；膏淋稠浊，凝如膏糊；劳淋过劳即发，痛引气冲。统宜五淋散加减。滑石、栀子、赤苓、赤芍、木通、甘草、淡竹叶、茵陈。

女科天癸不调须分趱退 六三

天癸不调，或趱或退，谓之愆期，皆经病也。其往前趱日，不足三旬者，属血热。若下血多，色深红而浊，则为有余之热，宜以芩连四物汤；即四物汤加黄芩、黄连。若下血少，色浅淡而清，则为不足之热，宜以地骨皮饮。即四物汤加地骨皮、牡丹皮。其往后退日，过三旬后者，属血滞。若色紫血多，腹胀痛者，则属气实血多之瘀滞，乃有余之病，宜以过期饮；即四物汤加桃仁、红花、莪术、甘草、木香、香附、木通、肉桂。若色淡血少，不胀痛者，则属气虚血少之涩滞，乃不足之病，宜以圣愈汤。即四物汤加人参、黄芪。

妇人月经不转宜辨瘕娠 六四

月经不转，腹形稍大，状如怀子，名曰石瘕。良由寒气客于胞中，血脉留阻所致，宜用琥珀散治之。丹皮、官桂、莪术、三棱、当归、熟地、赤芍、延胡索、乌药、刘寄奴。切不可认为怀孕而用安补，必须细细别之。有娠之脉，滑来流利，或两尺搏指有力；石瘕之脉，往来涩滞，或两尺沉而且迟。以此别之，明如指掌。

崩漏带下，责在奇经虚损 六五

崩者，经血忽然大下不止也；漏者，行经之后，淋沥不止也；带下者，白物下流也，又有以五色之分也，皆因奇脉损伤所致。又谓下如米泔者为白浊，下如白精者为白淫，乃胞中病也。大凡崩漏之症，冲任损伤，以参、芪、术、草为主。盖冲、任隶于阳明也，有因思虑伤脾，脾不统血者，用归脾汤；见三四。有暴怒伤肝，肝不藏血者，用逍遥散；当归、白芍、茯苓、甘草、柴胡、白术、煨姜、薄荷。有中气下陷，气不摄血者，用补中益气汤；见三论。有血不归源，滴沥不断者，用胶艾四物汤，即四物汤加阿胶、艾叶。或济生归脾汤。同前。带下因带脉损伤，以杜、续、乌贼为主。盖带脉横于腰间，如束带之状也。亦有脾亏生湿，以青、黄、赤、白、黑分风湿、虚湿、热湿、清湿、寒湿，宜以五味异功散为主，即四君子汤加陈皮。化湿补腰为佐。所有白淫、白浊，均宜用威喜丸。茯苓、猪苓、黄蜡。

癥瘕痃癖，病由气血交凝 六六

癥者征也，有块可征，血病也。瘕者假也，假物成形，气病也。《心法》又以癥为气病，瘕为血病。其实癥、瘕二症，皆属于气血交凝，不必过于执论，均宜大七气汤加减治之。见二十七。痃者弦也，状如弓弦，在妇人脐之两旁，有筋扛起作痛，大者如臂，小者如指是也。癖者僻也，僻在两胁之下是也。斯二者，皆因风冷乘入，气血凝结而成，均宜葱白散加减治之。即四物汤加人参、茯苓、干姜、肉桂、枳壳、厚朴、蓬术、三棱、茴香、木香、苦楝子、青皮、麦芽、神曲，加葱白、食盐。

恶阻、胞阻与转胞，方书可考 六七

妇人受孕，月余之后，时时呕吐者，谓之恶阻，轻者勿药而安，重者须当安胃，宜以五味异功散见六五。加藿香、豆蔻治之。孕妇腹痛者，谓之胞阻。在脘腹，多属食滞，宜以平胃散见二论。加鸡金、楂肉治之；在腰腹，多属胎气，宜以四物汤见二论。加紫苏、砂仁治之；在少腹，多属胞血受寒，宜以延胡四物汤治之；即四物汤加延胡索。或停水，尿难作痛者，宜以五苓散治之。见首论。妊娠胎压，小便不通者，谓之转胞，宜以举胎四物汤，即四物汤加升麻、陈皮、人参、白术。服下以指探吐，吐后再服再吐，如此三四次，则胎举而小便利矣。

滑胎、堕胎同小产，古法当遵 _{六八}

怀胎三五七月，无故而胎自堕，至下次受孕，亦复如是。数数堕下者，即谓之滑胎。多因房劳太过，欲火煎熬，其胎因而不安，得能知节，将来可保也。堕胎者，二三月未成形而下也。其因房事伤肾者，用胶艾汤即阿胶、艾叶、炙甘草，合四物汤。去川芎，加黄芩、续断治之；其因跌扑损伤者，用芎劳汤当归、川芎。调益母丸治之。益母草，五月五日采之，阴干，忌铁器，研末，蜜丸弹子大，每用一丸，童便好酒下。小产者，五七月已成形象，漏红欲下也，即用阿胶汤安之。即四物汤除去川芎，再加白术、艾叶、黄芩、续断、杜仲、阿胶。

论子病嗽、烦、肿、满、气、悬、淋、痫、眩、喑、啼十一证 _{六九}

妊娠咳嗽，谓之子嗽，宜用枳桔二陈汤。即二陈汤加枳壳、桔梗。虚者加百合、款冬，实者加杏仁、苏梗。时刻心烦者，谓之子烦，因胎热上乘于心，宜用知母饮。知母、麦冬、子芩、茯苓、黄芪、甘草。又有子肿、子满、子气者，皆因水气湿邪，伤于脾肺，气机因之不利，或浮肿，或喘满，或胀闷，均宜茯苓导水汤加减。即四苓散加木瓜、槟榔、紫苏、大腹毛、砂仁壳、广皮、木香、桑白皮，加姜煎。子悬者，胸膈作胀，由胎气上逼于心，宜用紫苏饮。紫苏、当归、白芍、川芎、陈皮、大腹皮、甘草。子淋者，小便频数，点滴而痛，由湿热下注膀胱，宜用五淋散。见六二。子痫者，忽然颠仆抽搐，不省人事，须臾自醒，乃因肝心二经风热所致，宜用钩藤汤钩藤、桑寄生、人参、桔梗、茯神、当归。加连翘、羚角。子眩者，忽然昏晕，乃因气逆痰升，宜用二陈汤见二论。加竹沥、姜汁。子瘖者，妊娠九月而音哑也。斯时少阴司胎，其脉循咽喉，夹舌本，因胎气盛，阻遏其脉，不能上至舌本故也。待产后肾脉上通，其音自出，可以弗药。子啼者，即子鸣也。孕妇腹内，有若钟鸣，或谓胎在腹中啼哭，良由登高举臂，脱出儿口，故此作声。以豆一升，倾地，令产母拾之，儿口得含，其鸣自止，用黄连煎治之。空房中鼠穴土，同黄连煎服。

辨母产正、倒、横、偏、伤、冻、热、盘肠、催、碍十般生 七十

杨子建云：正产者，怀胎十月，阴阳气足，忽然腰腹齐痛，儿自转身，头向产门，浆破血下，儿即正生。倒产者，儿未转身，产母用力过早，两足先出，令产母安然仰卧，使稳婆轻轻推入，候儿头顺产门，自然达生，否则须用药催之。横产者，儿方转身，产母用力太急，逼令儿身不正，或露手臂，即着稳婆送入儿手，推顺其身，以中指探儿肩，不令脐带扳住，然后用药催之。偏产者，儿虽转身，但生路未顺，产母努力，逼儿头偏一边，使稳婆扶正其头，再服催药而生。若儿顶后骨，偏注谷道，儿额已露，着稳婆以绵衣烘暖里手，于谷道外旁轻手托正，令产母用力，即生。伤产者，胎未足月，有所伤动，以致脐腹作疼。忽然欲产，妄服催药，逼儿速生，若此生养，未必无伤，不可不慎。冻产者，天气寒冷，气血凝滞，难以速生，衣服宜多，产室宜暖，下衣更宜温厚，庶几易生。热产者，盛暑之月，产妇当温凉得中，过热则头目昏眩，而生血晕；若凉亭水阁，又非所宜。盘肠产者，临产大肠先出，然后生子。肠出时，以洁净漆器盛之，用蓖麻子四十九粒，研烂涂产母头顶，收上即须洗去。其肠若干，以磨刀水少许，温温润之，再以灵磁石煎汤服之。催产者，头至产门，腰腹齐痛，方可服药催之；或经日久，困倦难生，宜服药以助气血，儿自速生。碍产者，儿身已正，门路已顺，儿头已露，因儿转身，脐带绊住儿肩，以致不生，令稳婆用中指按儿肩，脱去脐带，儿即生矣。凡催

生最妥之方，惟三合济生汤、当归、川芎、香附、枳壳、白芷、腹毛、苏叶、甘草。催生立应散、当归、川芎、赤芍、车前、牛膝、白芷、冬葵子、枳壳、腹毛。神验保生散川芎、当归、艾叶、白芍、菟丝、羌活、荆芥、黄芪、甘草、枳壳、厚朴、贝母、生姜。皆可选而用之。倘临盆交骨不开，宜以加味芎归汤川芎、当归、自败龟版、妇人头发。补其血虚，助其开运；如产下交骨不闭①者，气血并虚也，宜以八珍汤补之；即四君子汤合四物汤。如胞衣不下者，多因于气力疲惫，不能努力也，宜于断脐时用物系定，再以芎劳汤治之；见六八。或血入胞中，胀大而不能下，心腹胀痛喘急者，速以清酒下失笑丸，蒲黄、五灵脂。牛膝散亦可。川芎、当归、丹皮、肉桂、蒲黄、牛膝。

产后头昏，其病须分三种 七一

产后头目忽昏者，名曰血晕。其病有三，须辨治之：一因去血过多，虚风内起而晕者，宜四物汤见二论。加阿胶、天麻；一因腹内胀疼，瘀血上攻而晕者，宜佛手散，即芎劳汤。下失笑丸；见前。一因脾土亏衰，风木摇动而晕者，宜四君子汤，见二论。加钩藤、稽豆。夹火者，加入桑、麻；夹痰者，加之陈、夏。按法调理，投剂自瘥。

通身发热，其因当别六层 七二

产后发热，病因计有六层：有血去过众者，有恶露不行者，有风寒触冒者，有饮食停积者，有蒸乳者，有蓐劳者，当别其因而药之。如血虚之热，六脉必虚，宜以四物汤见二论。加丹参、苦菜；瘀血之热，腹中必痛，宜以生化汤，桃仁、姜炭、川芎、当归、益母。加兰叶、延胡；风寒之热，必兼头痛恶寒，宜以古拜散荆芥穗为末，每三钱，姜汤下。加白芷、稽豆；食积之热，必兼嗳腐吞酸，宜以佛手散见前。加鸡金、砂、朴；蒸乳之热，两

---

① 闭：原作"开"，据文义改。

乳必胀而不通，宜瓜蒌散瓜蒌子、全当归、生甘草、乳香、没药。加漏芦、通草；蓐劳之热，因于体虚劳扰，头目四肢皆胀，宜以八珍汤加减为治。见七十。大抵产后之症，用药必要温和，寒凉之剂勿宜浪进，而吾医者，慎毋忽诸。

卷三　方歌别类

风病方

中风总方小续命汤，《千金》，桂附参甘风己杏；芎芍麻黄与炒芩，六经风中斯为稳。通治六经中风及刚柔二痉。即桂枝、附子、人参、甘草、防风、防己、杏仁、川芎、白芍、麻黄、黄芩。风淫以防风为主，寒淫以附子为主，热淫以黄芩为主，湿淫以防己为主。

中经须用大秦艽汤，《机要》，二地当归白芍膏；羌独防芎苓术草，细辛芩芷奏功高。此方不但治风，且兼活血降火。即秦艽、生地、熟地、当归、白芍、石膏、羌活、独活、防风、川芎、茯苓、白术、甘草、细辛、黄芩、白芷。

中络乌药顺气散严用和，白芷芎麻共姜炭，橘红枳桔白僵蚕，炙草姜葱功可赞。治中风口眼㖞斜。即白芷、川芎、麻黄、炮姜、橘红、枳壳、桔梗、僵蚕、炙甘草、生姜、葱白。

中腑宜乎三化汤《机要》，原来枳朴大黄羌。治中风邪气作实，二便不通。即枳实、厚朴、大黄、羌活。若果风中脏，牛黄丸可尝；即是蝉星蝎，蚕麻附麝防。治中风痰迷惊痫。即牛黄、蝉蜕、胆星、全蝎、僵蚕、天麻、附子、麝香、防风。煮枣肉和水银细研，入药末为丸。

倘遇㖞斜身不遂，顺风匀气散为最；参甘白术芷苏青，乌药天沉木瓜汇。治中风半身不遂，口眼㖞斜。即人参、甘草、白术、白芷、紫苏、青皮、乌药、天麻、沉香、木瓜。

如逢瘖厥与风痱，河间地黄饮子宜；萸蓉桂附巴麦味，菖远云苓斛薄医。治中风舌瘖不能言，足废不能行。即山萸肉、苁蓉、官桂、附子、巴戟、麦冬、五味子、菖蒲、远志、茯苓、石斛、薄荷。释：瘖厥者，口噤不言也；风痱者，四肢不收也。

独活寄生汤，《千金》治风痛，艽防细桂苓牛仲；参甘归地芍川芎，三气杂合皆堪用。治风寒湿三气杂至，合而为痹。即独活、桑寄生、秦艽、防风、细辛、桂心、茯苓、牛膝、杜仲、人参、甘草、当归、熟地、白芍、川芎。

风伤卫分桂枝汤仲景，芍药同甘大枣姜。治风伤卫，解肌之剂。桂枝、白芍、甘草、生姜、大枣，水煎热服。须臾啜稀热粥，以助药力，温覆，取微似汗。

体弱伤风参苏饮《元戎》，干葛前胡枳桔梗；陈夏苓甘与木香，再加大枣生姜引。治外感内伤。即人参、紫苏、干葛、前胡、枳壳、桔梗、陈皮、半夏、茯苓、甘草、木香，加姜、枣煎服。

若有偏正头风病，川芎茶调散《局方》可进，荆防细芷薄甘羌，更加蚕菊方名另。治诸风上攻，正偏头痛。即川芎、荆芥、防风、细辛、白芷、薄荷、甘草、羌活，每三钱，食后茶调服。一方加菊花、僵蚕，名菊花茶调散，治头目风热症。

消风散内羌防荆，芎朴参苓甘草陈，僵蚕蝉蜕藿香入，主治顽麻头目昏。此消风散热之剂，即羌活、防风、荆芥、川芎、厚朴、人参、茯苓、甘草、陈皮、僵蚕、蝉蜕、藿香，每三钱，茶调下。疮癣，酒下。

寒病方此治伤寒中寒之方，寒邪化热不列在此

神术散海藏治外感寒，苍防甘草入葱姜。治伤寒无汗。即苍术、防风、甘草，加生姜、葱白煎。

麻黄汤仲景主寒伤营，桂枝炙草与杏仁。治寒伤营，发汗之剂。即四味，先煮麻黄数沸，去沫，入诸药煎，热服，覆取微汗，中病即止。

除却桂枝名三拗汤，《局方》，感冒风寒真建效。即麻黄汤除去桂枝。治感冒风寒，咳嗽鼻塞。麻黄留节，杏仁不去皮尖，甘草生用。

寒入三阴四逆汤仲景，甘草附子共干姜。治三阴伤寒，腹痛下利，或面热烦躁，里寒外热。即三味，冷服。

真武汤仲景治寒与水，术苓附芍生姜配。此散寒利水之剂。治少阴伤寒，即白术、茯苓、附子、白芍、生姜。吐利寒厥吴萸汤仲景，人参大枣及生姜。

此厥阴、少阴、阳明之药。治吐利寒厥神效，即四味。

温中散寒小建中汤，仲景，桂枝汤内饴糖冲。治伤寒腹痛，通治虚劳。即桂枝汤内加饴糖，白芍倍用。桂枝汤见风病门。

大建中汤仲景治寒痛，椒姜参与饴糖用。治中寒腹痛。即蜀椒、干姜、人参、饴糖，微煎温服。

三阴寒厥回阳汤，回阳救急汤，陶节庵制。参术苓甘肉桂姜；附子夏陈同味麝，肢凉无脉急须尝。治三阴中寒。即人参、白术、茯苓、甘草、肉桂、干姜、附子、半夏、陈皮、五味子、麝香。

暑病方

清暑利湿天水散河间，滑石六两甘一两。治中暑表里皆热，烦躁口渴，泻痢霍乱。即滑石六两，甘草一两，为末，冷开水调下。取天一生水，地六成之之义，故又名六一散。

加入辰砂名益元，鸡苏乃是薄荷兼；若加青黛名碧玉，去暑凉肝堪可服。本方加辰砂少许，名益元散，能清心却暑。加薄荷少许，名鸡苏散，能散肺清暑。加青黛少许，名碧玉散，能凉肝清暑。

清暑益气汤，东垣草参芪，当归麦味青陈皮，曲柏葛根苍白术，升麻泽泻枣姜随。治长夏感受暑湿，神倦气促，烦渴自汗，胸闷脉虚者。即甘草、人参、黄芪、当归、麦冬、五味子、青皮、陈皮、神曲、黄柏、葛根、苍术、白术、升麻、泽泻，加姜、枣煎。

暑热伤气用生脉散，《千金》，即是人参五味麦。治热伤元气，气短倦怠，口渴多汗，肺虚而咳。即人参、五味子、麦门冬。

伏暑惟宜消暑丸海藏，茯苓夏草共三般。治伏暑烦渴，头痛发热，脾胃不和。即茯苓、半夏、甘草，姜汁糊丸，开水送下。

倘逢伤暑身无汗，三物香薷饮可散。原来朴扁共香薷，四味黄连热重需。治阴暑身热，头痛而重，或无汗，或吐泻。即香薷、厚朴、扁豆。若烦渴有汗，加黄连，名四味香薷饮。若加苓草和中土，五物香薷饮为妥。于三物香薷饮内加茯苓、甘草，名五物香薷饮，能祛暑和中。六味香薷饮加木瓜，祛暑利湿最为佳。于五物香薷饮中加木瓜，名六味香薷饮，治中暑湿盛。即此加陈参芪术，十味扶中祛暑湿。即六味香薷饮加人参、陈皮、黄芪、白术，名十味香薷饮，主治中虚暑湿内伤之症。

　　理脾去湿缩脾饮，砂果梅甘葛扁并。清暑除烦，兼治霍乱。即砂仁、草果、乌梅、甘草、干葛、扁豆。

　　温中散暑宜大顺散，即系桂姜甘草杏。治冒暑受湿，兼治霍乱吐泻。即肉桂、干姜、甘草、杏仁。

湿病方

　　表湿羌活渗湿汤《局方》，独活芎藁草蔓防。治湿气在表，头重身痛，微热昏倦。即羌活、独活、川芎、藁本、甘草、蔓荆子、防风。

　　里湿宜乎五苓散仲景，泽苓桂术猪苓伴。治湿热在里，微热消渴，小便不利。即泽泻、茯苓、官桂、白术、猪苓。除去官桂名四苓，五苓加参春泽名。五苓散去桂，名四苓散，治同。加人参，名春泽汤；再加甘草，亦名春泽汤。主治无病而渴。

　　猪苓汤仲景即茯滑泻，佐以阿胶保津液。能利湿泻热，主治渴欲饮水，小便不通。即猪苓、茯苓、滑石、泽泻、阿胶。

　　风湿黄芪防己汤《金匮》，加之术草枣生姜。治风水诸湿，汗出恶风，麻木身痛。即防己、黄芪、白术、甘草，加姜、枣煎。

　　肾着汤《金匮》治湿伤肾，干姜术草茯苓品。治湿伤腰肾，不渴，小便自利。即干姜、白术、甘草、茯苓。

　　湿热当归拈痛汤东垣，茵陈升葛与羌防，苦参知母猪泽泻，甘草黄芩白术苍。治湿热相搏，身疼，脚气，足膝生疮，脓水不绝。即当归、茵陈、升麻、葛根、羌活、防风、苦参、知母、猪苓、泽泻、甘草、黄芩、白术、茅苍术。

　　五苓合平胃，名曰胃苓汤，伤湿夹食及停饮，腹痛滞泻服之康。五苓散合平胃散，名胃苓汤，一名对金饮子。治中暑伤湿，停食痛泻。平胃散见伤食门。

倘遇风寒与暑湿，藿香正气散，《局方》皆堪服；藿苏桔芷夏陈苓，腹朴术甘姜枣入。治外感风寒，内伤饮食，中暑伤湿，山岚瘴气。即藿香、紫苏、桔梗、白芷、半夏、陈皮、茯苓、腹毛、厚朴、白术、甘草、生姜、大枣。

燥病方

加减杏苏散《条辨》，燥之胜气良；枳桔苓甘夏，前陈枣共姜。治秋燥胜气伤于本脏，头微痛，恶寒咳嗽，鼻塞，脉弦无汗。即杏仁、紫苏、枳壳、桔梗、茯苓、甘草、半夏、前胡、陈皮，加姜、枣煎。

燥之复气须桑杏汤，《条辨》，沙参贝豉栀梨并。治秋燥复气，咳嗽或渴，右脉数大。即桑叶、杏仁、沙参、象贝、淡豉、栀皮、梨皮。

又有清燥救肺汤，原来喻氏得宜方，阿胶桑麦枇杷叶，膏杏麻仁参与甘。治诸气膹郁，诸痿喘呕之因于燥者。即阿胶、桑叶、麦冬、枇杷叶、石膏、杏仁、胡麻仁、人参、甘草。

琼玉膏申先生治干咳逆，人参生地云苓蜜。治肺燥干咳。即人参、生地、茯苓、白蜜。

仲景炙甘汤，炙甘草汤，一名复脉汤。生津兼养血；参地麦冬胶，桂麻姜枣协。功在益血生津，主治肺痿咳逆。即炙甘草、人参、生地、麦冬、阿胶、桂枝、胡麻仁、生姜、大枣，水、酒各半煎。

犹有金匮麦冬汤，燥火伤津羡妙方；参甘米枣生津液，半夏加之法胜常。治燥火气逆，咽喉不利。即麦冬、人参、甘草、粳米、大枣。取其补气生津，恐其滋腻，兼一味温燥之半夏，其法实胜常矣。

通幽汤东垣可治燥闭，归草桃红升二地。治幽门不通，噎塞便闭。即当归、甘草、桃仁、红花、升麻、生地、熟地。

火病方

黄连解毒汤太仓公，栀子柏芩襄。主治三焦火，心烦又热狂。治三焦实火，烦躁发狂，及吐衄发斑等症。即黄连、栀子、黄柏、黄芩。

肺胃实热宜白虎汤仲景，石膏甘草知米伍。治肺热胃火属实者，即石膏、甘草、知母、粳米。

虚热竹叶石膏汤仲景，参甘麦夏米生姜。治肺热胃火属虚者。即竹叶、石膏、人参、甘草、麦冬、半夏、粳米，加姜煎。

局方传下凉膈散，芩草连翘栀薄爽，更佐硝黄荡涤中，竹叶蜜煎疗膈上。治心火上盛，口疮唇裂，中焦燥实，烦渴便闭，发斑发狂。即黄芩、甘草、连翘、栀子、薄荷、芒硝、大黄，加竹叶、生蜜煎。

龙胆泻肝汤，《局方》栀芩柴，生地车前泽泻偕；木通甘草当归合，肝经湿热力能排。治肝胆经实火湿热，男子白浊溲血，女子阴肿痛。即龙胆、栀子、黄芩、紫胡、生地、车前子、泽泻、木通、生甘草、当归。

一切火证宜紫雪《本事方》，寒膏磁滑朴硝石；丁沉木麝及犀羚，元草升朱局入金。治内外烦热，狂乱斑黄，及小儿惊痫。即寒水石、石膏、磁石、滑石、朴硝、硝石、丁香、木香、沉香、麝香、犀角、羚羊角、元参、甘草、升麻、朱砂，局方加入黄金。

东垣升阳散火汤，火热郁伏最为良，柴葛升防羌独活，二甘参芍枣生姜。治火热郁伏，阳气抑遏于脾土之中。即柴胡、葛根、升麻、防风、羌活、独活、炙甘草、生甘草、人参、白芍，加姜、枣煎。

泻黄散可治口疮，防草山栀膏藿香。治脾胃伏火，口燥唇干，口疮口臭，烦渴易饥，热在肌肉。即防风、甘草、山栀、石膏、藿香。

牙疼属胃火，清胃散东垣最可；生地牡归连，升麻石膏佐。治胃有积热，上下牙痛，其牙喜冷恶热，或牙龈溃烂，或牙宣出血。即生地、丹皮、当归、黄连、升麻、石膏。

利膈汤《本事方》治咽痛痹，参草防荆鼠桔荷。治脾肺火热，虚烦上壅，咽痛生疮。即人参、甘草、荆芥、防风、鼠粘子、桔梗、薄荷。

玉屑无忧散，陈无择治喉痹，元参贯众硼砂继；豆根寒水滑黄连，芩草荆砂十一味。治缠喉风痹，咽喉肿痛，咽物有碍，兼治骨鲠。即元参、贯众、硼砂、山豆根、寒水石、滑石、黄连、黄芩、甘草、荆芥、砂仁，为末，每一钱先抄入口，徐以清水咽下。

气病方

香苏饮《局方》内草陈皮，诸凡气滞总相宜。治气滞胸闷，感冒伤食。即香附、紫苏、甘草、陈皮，加姜、葱煎。

越鞠丸丹溪治六般郁，香附苍芎栀子曲。统治六郁，胸闷吐酸。即香附、苍术、川芎、栀子、神曲，等分为丸。本方去曲，加二陈、砂仁，名六郁汤。

四磨汤《严氏》主七情侵，人参乌药及槟沉。治七情气逆，上气喘急，妨闷不食。即人参、乌药、槟榔、沉香，等分浓磨，煎服。

七气汤《三因方》，又名四七汤理七情气，夏朴苏苓姜枣继。治七情气郁，痰涎结聚，胸闷咳喘。即半夏、厚朴、紫苏、茯苓，加姜、枣煎。

犹有局方四七汤，亦名七气汤。参甘桂夏又加姜。亦治七情气郁痰滞，心腹痛。即人参、甘草、官桂、半夏，加姜煎。

气逆苏子降气汤《局方》，夏橘当前朴桂甘。治上盛下虚，痰盛喘嗽，或大便不利。即苏子、半夏、橘皮、当归、前胡、厚朴、肉桂、甘草，加姜煎。去苏子，加沉香，名沉香降气汤。

木香顺气汤，东垣调中气，气不宣通胸腹闭；青陈苍朴蔻升柴，苓泻姜萸归夏智。治气机壅滞，胸膈闭闷，腹胁胀满等证。即木香、青皮、陈皮、苍术、厚朴、草蔻仁、升麻、柴胡、茯苓、泽泻、干姜、吴萸、当归、半夏、益智仁。

四君子汤《局方》中和义，参术茯苓甘草比；益以夏陈名六君汤，祛痰补气阳虚饵；除去半夏名异功散，或加香砂胃寒使。四君子汤，即人参、白术、茯苓、炙草。加姜、枣煎，主治一切阳虚气弱，脾亏肺损，面黄体瘦，饮食少思。加陈皮名异功散，调理脾胃。再加半夏名六君子汤，治气虚有痰，脾虚膨胀。再加香附、砂仁，名香砂六君子汤。治虚寒胃痛，或腹痛滞泻。

补中益气汤，东垣芪术陈，升柴参草当归身；虚劳内伤功独擅，亦治阳虚外感因；木香苍术易归术，调中益气汤畅脾神。治虚劳内伤，阳虚自汗，或疟痢脾虚，或体虚感冒。即黄芪、白术、陈皮、升麻、柴胡、人参、甘草、当归。除当归、白术，加木香、苍术，名调中益气汤。

血病方

四物汤地芍与归芎，凡有血病此为宗。治一切血虚，及妇人经病。即熟地、白芍、当归、川芎。任冲虚损经淋沥，本方加甘胶艾叶。本方加甘草、阿胶、艾叶，名胶艾汤。治冲任虚损，经水淋沥，及血虚下痢。

子宫虚冷不怀娠，加之艾附暖宫名。再加阿胶名妇宝，主治经水不调匀。四物加香附、艾叶，名艾附暖宫丸，治子宫虚冷，不得怀孕。再加阿胶，名妇宝丹，治虚寒月水不调。

四物除之芍地黄，君臣佛手芎劳汤。子死腹中能取下，催生荡污羡神方。四物汤除去白芍、地黄，名君臣散，又名佛手散，又名芎劳汤，又名一奇散。治子死腹中，临盆产难。

四物若合四君子，气血两补八珍汤是；再加芪桂合十全，阴阳两损须服此。四物合四君子汤，名八珍汤。治心肺虚损，气血两虚。再加黄芪、肉桂，名十全大补汤。治气血并衰，阴阳并弱。

养心汤治心血少，柏远苓神共酸枣，归芎桂夏并炙甘，参芪五味恒臻效。治心虚血少，神气不宁，怔忡惊悸。即柏子仁、远志、茯苓、茯神、酸枣仁、当归、川芎、肉桂、半夏曲、炙甘草、人参、黄芪、五味子。

归脾汤《济生方》内术参芪，归草茯神远志随；酸枣木香龙眼肉，煎加姜枣益心脾。治思虑过度，劳伤心脾，及脾虚不能摄血等症。即白术、人参、黄芪、当归身、炙甘草、茯神、远志、酸枣仁、木香、龙眼肉。

人参养荣汤补脾肺，荣血不足常惊悸，即是十全除去芎，再加远志陈皮味。治脾肺气虚，疲倦食少，色枯气短，荣血不足，惊悸健忘等证。即十全大补汤除去川芎，再加远志、陈皮、五味子。

犀角地黄汤芍药丹，血升胃热火邪干。治胃火热盛，吐血衄血，嗽血便血，畜血发狂，及阳毒发斑。即犀角、生地黄、白芍、丹皮。

咳血方，丹溪制诃蒌栀海石，青黛水飞蜜丸服。治咳嗽痰血。即诃子肉、瓜蒌仁、山栀、海石、青黛，蜜丸嚼化。

小蓟饮藕节，蒲黄栀竹叶；甘归地滑通，主治血淋疾。治下焦血热而成血淋。即小蓟、藕节、蒲黄、栀子、竹叶、甘草、当归、生地、滑石、木通。

复元活血汤《发明》，桃红归大黄；柴胡花粉甘山甲，损伤瘀血酒煎尝。治损伤积血，痛不可忍。即桃仁、红花、当归、大黄、柴胡、天花粉、甘草、穿山甲。

痰饮方

二陈汤，《局方》甘茯陈皮夏，诸般痰饮皆能化；再加星枳导痰汤，顽痰胶固毋须怕；除之苓夏名二贤散，膈中痰饮堪消下。二陈汤，主治一切痰饮，咳嗽胀满，头晕恶心。即甘草、茯苓、陈皮、制夏，加姜煎。再加胆星、枳实，名导痰汤，治顽痰胶固。又于二陈汤内除去茯苓、半夏，名二贤散，治膈中痰饮。

茯苓丸是指迷方，中脘停痰最可尝；夏曲茯苓风化枳，糊丸吞服引姜汤。治痰停中脘，两臂疼痛。即半夏曲、茯苓、风化硝、枳壳，姜汁糊丸，姜汤下。

清气化痰丸星夏橘，苓苓杏枳瓜蒌实。治热痰。即胆星、半夏、橘红、黄芩、茯苓、杏仁、枳实、瓜蒌实，姜汁糊丸。

滚痰丸王隐君内用大黄，礞石黄芩沉水香。治实热老痰，怪证百病。即大黄、青礞石、黄芩、沉香。

三仙丸香附星夏曲，气滞痰凝堪可服。治中脘气滞，痰涎不利。即香附、南星曲、半夏曲。

君不见舌强痰迷中风证，严氏涤痰汤有应；二陈枳实合人参，制胆菖蒲竹茹进。治中风痰迷心窍，舌强不能言。即二陈汤内加枳实、人参、制胆星、菖蒲、竹茹。

伤食方

内伤饮食保和丸服，楂曲翘苓陈夏菔。治食积饮停，痛泻痞满。即山楂、神曲、连翘、茯苓、陈皮、半夏、莱菔子，曲糊丸，麦芽汤下。

酒积葛花解醒汤，砂蔻青陈广木香；神曲茯苓参白术，猪苓泽泻共干姜。专治酒积，或吐泻痞闷，或头痛，小便不利。即葛花、砂仁、豆蔻、青皮、陈皮、木香、神曲、茯苓、人参、白术、猪苓、泽泻、干姜。

脾胃受伤须健脾丸，麦楂参术枳陈皮。治脾虚气弱，饮食不消。即麦芽、山楂、人参、白术、枳实、陈皮，神曲糊丸，米饮下。

枳术丸洁古亦消兼补，荷叶烧饭上升奇。治脾弱食积，痞满痰病。即白术、枳实为末，荷叶包陈米饭，煨干为丸。

枳实消痞丸东垣制，气虚痞满真堪治；四君再入朴黄连，夏曲干姜麦蘖煎。治心下虚痞，恶食懒倦，右关脉弦。即四君子汤合枳实、厚朴、黄连、半夏曲、干姜、麦芽，蒸饼糊丸。

平胃散是苍术朴，陈皮甘草四般药；加入姜梅参果苓，人参养胃是汤名。主治风寒与瘴疫，食积可消痰可涤；若合小柴名柴平汤，煎加姜枣除疟疾。平胃散即苍术、厚朴、陈皮、甘草，主治脾湿痞满，痰饮食积，及山岚瘴雾，不服水土。再加生姜、乌梅、人参、草果、茯苓，名人参养胃汤，治风寒瘴疫，兼消痰食。平胃合小柴胡汤，名柴平汤，治湿疟身痛身重。

温热方

葳蕤汤主治风温，羌葛麻黄芎杏仁；薇石木香甘草用，体强汗少此方灵。治风温初起，六脉浮盛，表实壮热汗少者。即葳蕤、羌活、葛根、麻黄、川芎、杏仁、白薇、石膏、木香、甘草，汗多慎勿服之。

鞠通又制银翘散，风温冬温最为上；即是银翘桔薄荆，豉蒡竹叶草芦根。治风温、温病、冬温等证。即银花、连翘、桔梗、薄荷、荆芥、淡豉、牛蒡子、竹叶、甘草，鲜芦根汤煎服。

凉膈散《局方》主温热病，心火亢兮胃火盛；方见火门。体虚热盛黄龙汤，朴枳芒黄参地当。治失下，循衣撮空，体虚热盛，不下必死。即厚朴、枳实、芒硝、大黄、人参、地黄、当归。

柴葛解肌汤陶华，春温夏热方；加之羌芷膏甘桔，赤芍黄芩与枣姜。治四时太阳、阳明、少阳合病，春温夏热等证。即柴胡、葛根、羌活、白芷、石膏、甘草、桔梗、赤芍、黄芩，加姜、枣煎。

九味羌活汤，张元素治温热，羌防苍术川芎协；白芷黄芩共细辛，地黄甘草姜葱白。治伤寒伤风，感冒四时不正之气，及温病热病。即羌活、防风、苍术、川芎、白芷、黄芩、细辛、生地、甘草，加生姜、葱白。

时行瘟疫十神汤《局方》，干葛升麻白芷襄；赤芍川芎香附共，陈皮苏草及麻黄。治时气瘟疫，风寒两感，寒热咳嗽。即葛根、升麻、白芷、赤芍、川芎、香附、陈皮、紫苏、甘草、麻黄，加姜、葱煎。

君不闻湿热成毒发斑疹，宜用犀角消毒饮；防风荆芥草牛蒡，且医热毒成喉症。治风热之毒，喉肿而疼，发斑发疹。即犀角、防风、荆芥、甘草、牛蒡子。

又有热毒发颐疴，连翘败毒散服之瘥；柴蒡升桔荆防粉，羌独归芎红草苏。治时毒发颐。即连翘、柴胡、牛蒡、升麻、桔梗、荆芥、防风、天花粉、羌活、独活、当归尾、川芎、红花、生甘草、苏木。

抑不闻温病厥而呃，小定风珠，《条辨》可夺；龟阿淡菜与鸡黄，童便一杯冲下服。治温病厥而且呃，脉细而劲。即龟版、阿胶、淡菜、鸡子黄，加童便一杯，冲服。

倘然瘛疭时欲脱，大定风珠《条辨》随后续；地芍龟阿鳖蛎鸡，麻仁五味同甘麦。治温热烁阴，或误表妄攻，神倦瘛疭，脉虚舌绛，时时欲绝。即生地、白芍、龟版、阿胶、鳖甲、牡蛎、鸡子黄、火麻仁、五味子、甘草、麦冬，水煎服。

疟疾方

往来寒热似疟疾，小柴胡汤仲景立；原来半夏与人参，甘草黄芩姜枣及；若兼里证大柴胡汤，仲景，芩芍枣姜黄夏实。小柴胡汤，治伤寒少阳证。往来寒热，口苦耳聋，胁痛，脉弦，疟发寒热，及妇人伤寒，热入血室等证。即柴胡、半夏、人参、甘草、黄芩，加姜、枣煎。若寒热疟疾而兼便闭之里证，宜以大柴胡汤。即柴胡、黄芩、白芍、大枣、生姜、大黄、半夏、枳实，煎服。

麻黄羌活汤寒疟功，再加甘草共防风。治寒多热少无汗者，即麻黄、羌活、甘草、防风，水煎服。

桂枝羌活汤治风疟，亦加防草两般药。瘅疟柴胡白虎汤，牝疟柴胡桂枝汤着。桂枝羌活汤，治寒少热多有汗者。即桂枝、羌活、防风、甘草。倘但热不寒之瘅疟，宜柴胡白虎汤，即小柴合白虎是也。但寒不热之牝疟，宜柴胡桂枝汤，即小柴合桂枝汤是也。

凡疟初起木贼煎景岳，青苍半夏朴槟全。治疟疾形实气强，多湿多痰者。即木贼草、青皮、苍术、半夏、厚朴、槟榔。

热多寒少清脾饮，《严氏》妙，即小柴胡去参枣；加果茯苓术朴青，未瘳再入常梅效。治疟疾热多寒少、口苦嗌干，小便赤涩。即小柴胡汤去参、枣，加草果、茯苓、白术、厚朴、青皮。未效，再入常山、乌梅。

截疟七宝散，《易简》亦神方，常果青陈朴草榔；又有截疟常山饮《局方》，知贝槟梅果枣姜。七宝散治实疟，久发不愈。即常山、草果、青皮、陈皮、厚朴、甘草、槟榔、酒水合煎。常山饮治疟发不止，截之有效。即常山、知母、贝母、槟榔、乌梅、草果，加姜、枣煎。

介宾追疟饮何归夏，柴草青陈功颇大。截疟甚佳，屡治屡验。即何首乌、当归、半夏、柴胡、甘草、青皮、陈皮，河井水合煎。

气血俱虚用何人饮，景岳，归橘偕姜取效频。治气血两虚之久疟，截之如神。即何首乌、人参、当归、橘皮、生姜。除去姜橘加甘术，休疟饮，景岳之功难尽述。治体虚久疟，即何人饮除去生姜、橘皮，加炙甘草、白术，煎服。

四兽_饮祛痰补胃亏，即六君汤加果梅。治五脏气虚，七情兼并，痰饮结聚，发为疟疾。即六君子汤加草果、乌梅。

鳖甲饮子治疟母，术芪芎芍槟榔果；朴陈甘草枣生姜，少入乌梅自痊可。治疟久不愈，腹中结块，名曰疟母。即鳖甲、白术、黄芪、川芎、白芍、槟榔、草果、厚朴、陈皮、甘草等分，姜三片，枣一枚，乌梅少许煎。

虚劳方

加味救肺饮，主治肺虚损；参芪麦味款冬花，菀合甘兜归芍夸。治金被火刑，咳嗽痰血。即人参、黄芪、麦冬、五味子、款冬花、紫菀、白百合、炙甘草、马兜铃、当归、白芍。

天王补心丹最妙，远柏元丹共酸枣，归地参苓天麦冬，再加桔味蜜丸效。治思虑过度，心血不足，怔忡健忘等症。即远志、柏子仁、元参、丹参、酸枣仁、当归、地黄、人参、茯苓、天冬、麦冬、桔梗、五味子。

健脾丸是参术陈，山楂麦实糊丸吞。治脾虚气弱，饮食不消。即人参、白术、陈皮、山楂、麦芽、枳实，糊丸。

补肝汤中有四物，酸枣木瓜甘草入。治肝血虚损，目暗眈眈，筋缓不能自收持。即四物汤加枣仁、木瓜、甘草。

六味地黄_丸，钱仲阳补肾阴，山药萸丹泽泻苓。治肝肾不足，腰痛遗精，眩晕耳鸣，失血盗汗等症。即熟地、怀山药、山萸肉、粉丹皮、泽泻、茯苓，蜜丸。

人参固本_丸治劳热，二地二冬丸用蜜。治肺劳虚热。即人参、熟地、生地、天冬、麦冬，蜜丸。

大造丸_{吴球}医肺肾亏，人参熟地二冬龟；河车牛杜同黄柏，女子除龟加入归。治虚损劳伤，咳嗽潮热。即人参、熟地、天冬、麦冬、龟版、紫河车、牛膝、杜仲、黄柏。夏加五味子糊丸，女人去龟版，加当归。

补天丸是丹溪用，河车龟柏陈牛仲。治气血虚弱，六脉细数，虚劳之症。即紫河车、龟版、黄柏、陈皮、牛膝、杜仲。冬加干姜，夏加五味，酒糊为丸。

丹溪又制大补阴_丸，柏知龟地作丸吞。治水亏火炎，耳鸣虚热。即黄柏、知母、龟版、熟地，猪脊髓和蜜为丸。

荆公妙香散治惊悸，梦滑遗精皆可饵；二茯参芪远药甘，木麝辰砂桔梗逮。治梦遗失精，惊悸郁结。即茯神、茯苓、人参、黄芪、远志、山药、甘草、木香、麝香、辰砂、桔梗，为末，酒下。

秦艽鳖甲散，谦甫治风劳，地骨柴胡及青蒿；当归知母乌梅合，止嗽除蒸敛汗高。治风劳骨蒸，咳嗽盗汗。即秦艽、鳖甲、地骨皮、柴胡、青蒿、当归、知母、乌梅，汗多倍加黄芪。

黄芪鳖甲散，谦甫治劳热，秦柴参茯同桑白；地黄白芍骨皮甘，夏菀知天肉桂桔。治劳热咳嗽，咽干自汗，日晡发热。即黄芪、鳖甲、秦艽、柴胡、人参、茯苓、桑白皮、地黄、白芍、地骨皮、甘草、知母、天冬、肉桂、半夏、紫菀、桔梗，加姜煎。

秦艽扶羸汤，《直指》鳖甲柴，地骨当归紫菀偕；半夏人参兼炙草，虚劳蒸嗽服之该。治肺痿骨蒸，劳嗽自汗。即秦艽、鳖甲、柴胡、地骨皮、当归、紫菀、半夏、人参、炙甘草。

百合固金汤，赵蕺庵生熟地，麦冬芍药当归配；元参贝母桔甘藏，主治痰血肺家伤。治肺伤咽痛，喘咳痰血。即百合、生地、熟地、麦冬、芍药、当归、元参、贝母、桔梗、甘草，煎服。

噎膈反胃方

噎塞多属火，七圣汤最可；连夏蔻参苓，生姜竹茹佐。治中虚噎膈，兼有火者。即黄连、半夏、白蔻、人参、黄苓①、生姜、竹茹，煎服。

翻胃多属寒，香砂二陈汤。治胃寒翻呕，即二陈汤加木香、缩砂仁。

食入即吐宜启膈散，《心悟》，沙丹贝母砂仁壳。菖蒲白茯川郁金，荷蒂飞糠水煎服。治食入即吐。用沙参、丹参、贝母、砂仁壳、菖蒲、白茯苓、川郁

---

① 黄苓：底本、校本均作"黄苓"，疑为"茯苓"之误。七圣汤出自《明医指掌》，原文："七圣汤，治翻胃呕吐。半夏、黄连、白豆蔻、人参、白茯苓、竹茹各一钱，生姜三片。上锉，一剂，水二钟，煎八分，空心热服。"

金、荷蒂、杵头飞糠，煎服。

　　倘然膈食大便闭，滋血润肠汤《统旨》可拟；桃核红花枳壳军，当归芍药同生地。治血枯便闭，饮食反出。即桃仁、红花、枳壳、熟军、当归、白芍、生地，水煎，入韭汁服。

　　大半夏汤《金匮》人参蜜，痰多反胃谁能及。治反胃食入即吐。即半夏、人参、白蜜。

　　五汁饮子噎膈宜，原来蔗藕韭芦梨。治噎塞膈食。即甘蔗汁、藕汁、韭菜汁、梨汁、鲜芦根汁，和匀煮服。

　　人参利膈丸槟榔朴，枳壳生军甘藿木；当归桃核火麻仁，以蜜为丸反胃服。治隔食反胃，大便闭塞。即人参、槟榔、厚朴、枳壳、生军、甘草、藿香、木香、当归、桃仁、火麻仁，蜜丸。

肿胀方

　　消胀鸡金散最灵，香橼去白缩砂沉。治腹中膨胀。即鸡内金、陈香橼皮、缩砂、沉香，为末，一钱。

　　皮肤浮肿五皮饮，桑白姜苓陈腹品。治水病肿满，上气喘急，或腰以下肿。即桑白皮、姜衣、茯苓皮、陈皮、大腹皮。

　　阳水发肿疏凿饮医，腹毛椒目茯苓皮；秦艽羌活通商陆，赤豆槟榔泽泻服。治遍身水肿，喘呼口渴，大小便秘。即大腹毛、椒目、茯苓皮、秦艽、羌活、木通、商陆、赤小豆、泽泻、槟榔。

　　阴水发肿宜实脾饮，《严氏》，附子干姜大腹皮；厚朴木瓜甘白术，木香草蔻茯苓随。治肢体浮肿，色瘁声短，口中不渴，二便通利。即附子、干姜、腹毛、厚朴、木瓜、甘草、白术、木香、草豆蔻、茯苓，一方用大腹子。

　　气臌单腹臌，厚朴散可破；遂戟木香槟，青陈枳壳伙。治气胀成臌，单腹臌胀。即厚朴、甘遂、大戟、木香、槟榔、青皮、陈皮、枳壳。

　　水臌舟车丸河间，牵牛戟遂芫；大黄轻粉共，青橘木香完。治水肿臌胀，形气俱实。即黑牵牛、大戟、甘遂、芫花、大黄、轻粉、青皮、橘皮、木香、水丸。

虫臌化虫丸有应，鹤使槟芜矾楝粉。治因虫作臌之症。即鹤虱、使君子、槟榔、芜荑、枯矾、苦楝根、胡粉，为末，酒煮曲糊作丸。

血臌桃仁承气汤仲景，甘草芒硝桂大黄。治蓄血血臌。即桃仁、甘草、芒硝、桂枝、大黄。

积聚方

积聚癥瘕与癖疝，阴阳攻积丸，士材效难言；黄连姜桂川乌夏，苓橘槟沉朴实延；巴豆琥菖参桔梗，皂角煎汤泛作丸。治五积六聚，七癥八瘕，痃癖血臌，痰食，不问阴阳皆效。即吴萸、黄连、干姜、官桂、川乌、半夏、茯苓、橘红、槟榔、沉香、厚朴、枳实、延胡索、巴豆霜、琥珀、菖蒲、人参、桔梗，共为末，皂角煎汁泛丸。

肝积在左胁，肥气丸有益；柴连朴皂椒，莪术川乌入；参苓甘草姜，昆布巴霜协。治肝之积，在左胁下。即柴胡、黄连、厚朴、皂角、川椒、广茂^①、川乌、人参、茯苓、甘草、干姜、昆布、巴豆霜，蜜丸。

肺积右胁下，须宜用息贲丸；陈桔参苓蔻，椒姜厚朴棱；川乌青桂黄连合，紫菀天冬巴豆仁。治肺之积，在右胁下。即陈皮、桔梗、人参、茯苓、豆蔻、川椒、干姜、厚朴、三棱、川乌、青皮、桂枝、黄连、紫菀、天冬、巴豆。

心积起脐上，伏梁丸可散；苓连参桂朴姜乌，二豆二参菖茯和。治心之积，起脐上。即黄芩、黄连、人参、肉桂、厚朴、干姜、川乌、巴豆、红豆、人参、丹参、茯神、菖蒲。

脾积在脘里，痞气丸可理；参苓术朴砂，茵泽芩连桂；椒姜巴豆霜，再入乌萸配。治脾之积，在胃脘。即人参、茯苓、白术、厚朴、砂仁、茵陈、泽泻、黄芩、黄连、肉桂、川椒、干姜、巴豆、川乌、吴萸。

肾积在少腹，宜用奔豚丸；桂附巴苓独，乌头菖朴玄；丁香全蝎泽，苦楝及黄连。治肾之积，发于小腹，上至心下。即肉桂、附子、巴豆、茯苓、独

①广茂：莪术别名。

活、乌头、菖蒲、厚朴、延胡索、丁香、全蝎、泽泻、苦楝子、黄连。以上九方制法，俱见《医宗必读》。

癫狂痫方

安神定志丸治癫疾，二茯参龙菖远合。治癫痫之疾，或笑或哭，语言有头无尾。即茯神、茯苓、人参、龙齿、菖蒲、远志，蜜丸朱衣。

生铁落饮《心悟》主治狂，二冬二茯二参菖；翘星贝橘钩朱远，铁落先煎三炷香。治狂妄不避亲疏。即天冬、麦冬、茯神、茯苓、丹参、元参、菖蒲、连翘、胆星、川贝、橘红、钩藤、朱砂、远志，用生铁落煎熬三炷线香，取此水煎药。

辰砂散《灵苑方》治癫狂症，酸枣乳香服之醒。治癫狂失神，宜助心气。即辰砂、酸枣仁、乳香，用温酒下，以醉为度，令熟睡，待其自醒。

牛黄泻心汤治发狂，脑片朱砂生大黄。治心经邪实，狂言妄语，心神不安。即牛黄、脑片、朱砂、生大黄，为末，每三钱，姜汁、蜜水调服。

三痫丸《汇补》是矾荆芥，朱砂为衣功效快。治一切惊痫。即白矾、荆芥，朱砂为衣。

五痫丸，《杨氏》附皂夏雄矾，蚕蝎蛇蜈朱麝香。治癫痫，不论新久皆效。即白附子、皂角、半夏、雄黄、白矾、僵蚕、全蝎、乌蛇、蜈蚣、朱砂、麝香，为末，姜汁泛丸。

白金丸系白矾郁，无论癫狂皆可服。治癫狂失心。即白矾、郁金、薄荷，为丸。

惊悸健忘方

古人琥珀养心丹，菖远参神归地黄，牛连柏枣朱龙齿，惊悸怔忡效胜常。治心跳善忘。即琥珀、菖蒲、远志、人参、茯神、当归、地黄、牛黄、黄连、柏子仁、枣仁、朱砂、龙齿。

镇心丸治心血少，不寐心惊多梦扰，二冬参地味苓神，山桂朱砂龙车远枣。治心血不足，怔忡多梦。即天冬、麦冬、人参、熟地、五味子、茯苓、茯神、山药、肉桂、朱砂、龙齿、车前子、远志、枣仁。

柏子养心丹，健忘正可餐，地归神枸麦，甘草及元菖。治心肾不交，健忘神懵。即柏子仁、熟地黄、当归、茯神、枸杞子、麦冬、甘草、元参、菖蒲，蜜丸，临卧服。

恍惚易忘须定志丸，参茯远菖蜜丸子。治恍惚多忘。即人参、茯神、远志、菖蒲，蜜丸朱衣。

千金孔圣枕中丹，菖远龟龙治善忘。治读书善忘，久服令人聪明。即远志、菖蒲、龟版、龙骨，等分为末，酒调服。

惊悸健忘皆心病，补心归脾均有应。天王补心丹见虚劳，归脾汤见血病门。

痉痉方

刚痉无汗葛根汤，葛麻加入桂枝方。治无汗刚痉。即桂枝汤加入葛根、麻黄。

身躯有汗为柔痉，桂枝加葛根汤可应。治有汗柔痉，即桂枝汤加葛根。

因风寒湿发为痉，当进千金小续命汤。治风寒湿三气杂糅，发为痉病，方见风病门。

汗出过多肌表虚，桂枝加附子汤急当需。治过汗表虚，汗出不止，因而成痉。即桂枝汤加附子。

产后金疮成痉痉，桂枝补血汤堪治，当归桂芍与黄芪，再入炙甘姜枣是。治产后与金疮，大伤血分，发为痉痉。即当归、桂枝、白芍、黄芪、炙草，加姜、枣煎。

里实宜大承气汤仲景，厚朴芒硝枳大黄。治痉病腹满，大便闭。即厚朴、芒硝、枳实、大黄。

气血大虚宜峻补，十全大补汤为妥。方见血病门。

痿痹方

加味二妙汤祛湿热，两足痿软行无力，防己当归萆薢秦，黄柏龟牛共苍术。治湿热成痿。即防己、当归、萆薢、秦艽、黄柏、龟版、牛膝、苍术。

金刚丸治骨痿疾，萆薢苁蓉菟仲及。治久虚痿软，即萆薢、苁蓉、菟丝子、杜仲，或加木瓜、牛膝，名加味金刚丸。

骨筋痿用虎潜丸，芍药当归熟地黄；干姜龟虎知黄柏，牛膝陈皮共锁阳。治精血不足，筋骨痿弱，足不任地。即白芍、当归、熟地、干姜、龟版、虎胫骨、知母、黄柏、牛膝、陈皮、锁阳，羊肉酒煮烂捣丸，盐汤下。

三痹汤治风寒湿，即是十全无白术，加入秦艽独细辛，防风续仲同牛膝。治气血凝滞，手足拘挛，风寒湿三痹。即十全大补汤除去白术，加入秦艽、独活、细辛、防风、续断、杜仲、川牛膝。

严氏传来蠲痹汤，四肢冷痹痛难当，羌防赤芍归芪草，片子姜黄共枣姜。治风痹冷痛。即羌活、防风、赤芍药、当归、黄芪、炙甘草、片子姜黄，加姜、枣煎。

增味五痹汤，《金鉴》力非薄，主治皮脉肌筋骨，麻桂芪甘葛芷羌，虎红附己风羚角。治皮、脉、肌、筋、骨五痹。即麻黄、桂枝、黄芪、甘草、葛根、白芷、羌活、虎骨、红花、附子、防己、防风、羚羊角。

千金独活寄生汤，风寒湿痹总称良，桂心杜仲辛牛膝，八珍去术入秦防。治肝肾虚热，风湿内攻，腰膝作痛，冷痹无力。即八珍汤去白术，加独活、桑寄生、肉桂心、杜仲、细辛、牛膝、秦艽、防风。

史国公传药酒方，当归白术萆羌防，杜牛虎鳖松茄杞，苍耳秦蚕煮酒尝。治风痹手足拘挛，或半身不遂。即当归、白术、川萆薢、羌活、防风、杜仲、牛膝、虎胫骨、鳖甲、松节、茄根、枸杞子、苍耳子、秦艽、蚕沙。

黄疸方

湿热蒸成黄疸病，茵陈栀柏汤堪进。治湿热阳黄。即茵陈、栀子、黄柏。如大便闭，去黄柏，加大黄，名茵陈蒿汤。

倘因寒湿发为黄，须用茵陈姜附汤。治寒湿阴黄。即茵陈、干姜、附子。

更有茵陈平胃散，佐入鸡金治谷疸。即平胃散中加茵陈、鸡内金。治谷疸极效。

如逢酒疸解醒汤，砂蔻青陈广木香，白术参苓猪泽泻，葛花神曲与干姜。治酒积，头痛呕泻。即缩砂、老蔻、青皮、陈皮、木香、白术、人参、茯苓、猪苓、泽泻、葛花、神曲、干姜。如因伤酒成疸者，本方内再加茵陈、栀子。

参术健脾汤虚疸效，苓陈归芍偕甘草。治脾土久虚，发为黄疸。即人参、白术、茯苓、陈皮、当归、白芍、甘草。

女劳疸用肾疸汤，羌独升柴干葛防，二苓术草人参泽，神曲黄芩共柏苍。治女劳疸，其证额黑，小腹急，小便自利。即羌活、独活、升麻、柴胡、干葛、防风、茯苓、猪苓、白术、甘草、人参、泽泻、神曲、黄芩、黄柏、苍术。

汗病方

阳虚自汗玉屏风散，芪术防风大有功；当归六黄汤治盗汗，二地芪芩连柏同。阳虚自汗之证，宜用玉屏风散。即黄芪、白术、防风，为末，每三钱。阴虚盗汗之症，宜当归六黄汤。即当归、熟地、生地、黄芪、黄芩、黄连、黄柏，煎服。

又有阳虚牡蛎散，芪麦麻根收自汗。治阳虚自汗。即牡蛎、黄芪、浮小麦、麻黄根。

柏子仁丸阴虚服，味蛎术参麻夏麦。治阴虚盗汗。即柏子仁、五味子、牡蛎、白术、人参、麻黄根、半夏曲，枣肉丸。

黄芪六一汤自汗宜，六芪一草效称奇。治自汗不止。用六两黄芪，一两甘草，煎服。

犹有盗汗方最妙，二骨参芪麻蛎枣。治盗汗灵方。即龙骨、地骨皮、人参、黄芪、麻黄根、牡蛎、大枣。

大汗不止扑汗方，麻根龙蛎赤脂良。治大汗淋漓。不能收止。用麻黄根、龙骨、牡蛎、赤石脂，共为细末，以绢包好，扑于身上。

诸痛方

局方川芎茶调散，偏正头风人尽仰。方见风病门。

清空膏_{东垣}主风热疼，羌防柴草芎连芩。治风热头痛不止。即羌活、防风、柴胡、甘草、川芎、黄连、黄芩，为末，三钱，茶调如膏，白汤送下。

气滞胸疼七气_汤治。方见气病门。

桃仁承气_汤攻瘀滞。方见肿胀门。

食痛平胃散居功。方见伤食门。

虚寒腹痛小建中_汤。方见寒病门。

热痛金铃延胡散。治热厥心痛，或作或止。即金铃子、延胡索为末，酒下。

寒痛理中_汤功不让。方见泻痢门，加附子名附子理中汤。

虫痛乌梅_丸，仲景桂附姜，参归连柏细椒尝。治虫痛蛔厥。即乌梅、桂枝、制附子、干姜、人参、当归、黄连、黄柏、细辛、川椒，蜜丸。

柴胡疏肝_散治胁痛，芍草香陈姜枳芎。治肝气郁滞，胁肋作痛。即芍药、甘草、香附、陈皮、生姜、枳壳、川芎。

青娥丸《直指》治虚腰痛，故纸胡桃同杜仲。治肾虚腰痛。即破故纸、杜仲、胡桃肉，捣丸。

闪挫腰疼通气_散灵，木茴牵甲索甘陈。治一切气滞，闪挫腰疼。即木香、大茴香、白牵牛、穿山甲、延胡索、甘草、陈橘皮，共为末，酒调下。

调荣活络_饮消瘀血，腰闪作疼功效捷，赤芍当归生地芎，桂羌红杏黄牛膝。治瘀血腰痛。即四物汤加桂枝、羌活、红花、杏仁、大黄、牛膝。

寒湿腰疼肾着汤《金匮》，茯苓术草共干姜。治肾虚伤湿，腰痛而重。即茯苓、白术、甘草、干姜。

目疾方

洗肝散《局方》治目赤痛，薄荷羌活防风共，栀黄甘草及归芎，风火之因须急用。治风火上攻，目赤肿痛。即薄荷、羌活、防风、栀子、大黄、甘草、当归、川芎。

羊肝丸《类苑》是内障方，木贼明砂蝉蜕当。治目疾内障。即木贼草、夜明砂、蝉蜕、当归，以羊肝去筋膜，煮烂捣丸。

拨云退翳丸蒙地骨，白菊归芎甘枳实，羌荆薄蔓蒺黄连，椒粉蛇蝉同木贼。治风热障翳。即密蒙花、地骨皮、白菊花、当归、川芎、甘草、枳实、羌活、荆芥、薄荷、蔓荆子、白蒺藜、黄连、川椒、天花粉、蛇脱、蝉蜕、木贼草，蜜丸。

君不闻滋阴地黄丸效若神，主治瞳神视不清，方中三地柴芩枳，连草天冬归味参。治血弱气虚，不能养心，心火旺盛，肝火自实，瞳神散大，视物不清。即生地黄、熟地黄、地骨皮、柴胡、黄芩、枳壳、黄连、甘草、天门冬、当归、五味子、人参，蜜丸。

不能远视宜定志丸，《局方》，即系参芩菖远是。治目不能远视，是无火也，当补其心。即远志、菖蒲、人参、茯苓，蜜丸朱衣。

不能近视地芝丸东垣，枳菊天冬生地黄。治目不能近视，是无水也，当补其肾。即枳壳、菊花、天门冬、生地黄，蜜丸。

口牙耳鼻方

口疮糜烂心脾火，凉膈散方功甚溥。方见火病门。

冰柏丸治口舌疮，薄硼共末蜜丸含。治口舌发疮。即冰片、黄柏、薄荷、硼砂，蜜丸含之。

心火舌疼须导赤散。方见淋浊门。

口疮胃热宜泻黄散。方见火病门。

一笑丸治牙痛剧，川椒七粒巴豆一，为末蜜丸绵里含，涎流则痛自然宽。即一切牙痛，用川椒七粒，为末；巴豆一粒，去皮研匀。饭为丸，绵里咬痛处，吐涎即止。

胃火牙痛须清胃散。方见火病门。

虚火玉女煎景岳为美，即是知膏与地冬，再加牛膝便成功。治水亏火盛，少阴不足，阳明有余，牙痛失血等证。

独活散治风火虫，羌细荆防薄地芎。治一切牙痛走注不定。即羌活、独活、细辛、荆芥、防风、薄荷、生地黄、川芎。

风热攻耳肿而痛，惟有清神散可用，荆防甘菊与羌芎，菖木僵蚕草木通。治风热上攻于耳，肿而且痛。即荆芥、防风、菊花、羌活、川芎、菖蒲、木香、僵蚕、甘草、木通为末，茶调。

肾虚耳聋宜六味丸，或入沉香磁五味。方见虚劳门。如聋甚可加沉香、磁石、五味子。

辛夷散《严氏》内藁防风，白芷升麻与木通，川芎细草茶调服，鼻生息肉此方攻。治肺经湿热上蒸于脑，入鼻而生息肉，犹湿地得热而生芝菌也。即辛夷、藁本、防风、白芷、升麻、木通、川芎、细辛、甘草为末，茶调。

苍耳散陈无择治鼻渊病，白芷辛夷薄荷并。治风热鼻渊。即苍耳子、薄荷、辛夷、白芷，末服。

止衄散《医通》用黄芪苓，地芍归胶为末灵。治久衄发热。即黄芪、赤茯苓、干地黄、白芍、当归、阿胶为末，半饥时以麦门冬汤调服。

咽喉方

统治咽喉桔梗汤《汇补》，犀元芩草木升蒡。治咽喉一切诸病。即桔梗、犀角、元参、黄芩、甘草、木通、升麻、牛蒡子。

吹药惟宜七宝散，硝皂雄硼蝎二矾。治咽喉肿痛，单双乳蛾，喉痹缠喉。

卷三 方歌别类 咽喉方 —— 89

即火硝、牙皂、雄黄、硼砂、全蝎、白矾、胆矾，细研如尘，取一字吹入。

消毒凉膈_散喉痹治，防风荆芥牛蒡子，连翘栀子与黄芩，加入硝黄薄草是。治咽喉肿痹。即防风、荆芥、牛蒡子、连翘、栀子、黄芩、芒硝、大黄、薄荷、甘草。

更有张氏六味汤，咽喉诸病总称良，原来桔梗同甘草，再入蚕荷荆芥防。治喉科诸证。即桔梗、生甘草、僵蚕、薄荷、荆芥、防风。

消渴方

竹叶黄芪汤，三消证可尝，地芍归芎麦，膏芩参夏甘。治体虚三消属燥热者。即竹叶、黄芪、生地、白芍、当归、川芎、麦冬、石膏、黄芩、人参、半夏、甘草。此宜虚证之消渴，属实宜乎承气汤。方见痉痙门。

上消宜进麦冬饮，生地人参与花粉，炙甘五味竹叶神，知母葛根服下应。治上消属虚者。即麦冬、生地、人参、天花粉、炙甘草、五味子、竹叶、茯神、知母、葛根。

生津甘露饮，《汇补》治中消，归麦参甘栀石膏，兰叶升麻知蔻桔，紫连藿木芷连翘。治中消属实者。即当归、麦冬、人参、甘草、栀子、石膏、兰叶、升麻、知母、豆蔻、桔梗、柴胡、黄连、藿香、木香、白芷、连翘。

生地黄饮《汇补》下消服，人参熟地同石斛，麦天五味结云苓，甘草枇杷叶可入。治下消之病。即生地、人参、熟地、石斛、麦冬、天冬、五味子、白茯苓、甘草、枇杷叶。

咳喘方

伤风咳嗽杏苏饮，即是参苏饮去参。参苏饮去人参加杏仁是也。参苏饮方见风病门。

清肺汤医热咳灵，二冬母草橘桑芩。治肺家有热，咳嗽不止。即天冬、麦冬、知母、贝母、甘草、橘红、桑白皮、黄芩。

古人更有清肺饮，橘味芩甘桔贝杏。*治痰湿气逆而咳嗽。即橘皮、五味子、茯苓、甘草、桔梗、贝母、杏仁，加姜煎。*

喘嗽肤蒸泻白散，钱乙宜，生甘粳米骨桑皮。*治肺火皮肤蒸热，喘嗽气急。即生甘草、粳米、地骨皮、桑白皮。*

金沸草散活人出，前荆半夏辛甘茯。*治肺经伤风，头痛咳嗽。即金沸草、前胡、荆芥、半夏、细辛、甘草、赤茯苓。*

喘嗽虚寒补肺汤，人参麦味款冬桑，桂枝紫菀和钟乳，白石英同糯枣姜。*治肺虚寒，咳嗽痰血。即人参、麦冬、五味子、款冬花、桑白皮、桂枝、紫菀、钟乳石、白石英、糯米、大枣、生姜。*

咳血方是丹溪制，瓜蒌黛海诃栀子。*治咳嗽痰血。即瓜蒌仁、青黛、海石、诃子肉、山栀，等分为末，蜜丸噙化。*

海藏传来紫菀汤，能治久嗽肺家伤，阿胶二母偕甘桔，五味参苓合一方。*治肺伤气极，劳热久嗽，吐痰吐血。即紫菀、阿胶、知母、贝母、粉甘草、桔梗、五味子、人参、白茯苓。*

因寒而喘华盖汤，杏麻茯草橘苏桑。*治外寒伤肺喘急之证。即杏仁、麻黄、茯苓、甘草、橘红、苏子、桑白皮。*

千金定喘汤除橘茯，加入款芩夏果服。*依华盖汤除去橘红、茯苓，加入冬、黄芩、半夏、白果。*

实喘苏子降气汤。*方见气病门。*

虚喘故纸胡桃汤。*即破故纸、胡桃肉二味，煎服。*

呕呃方

伤胃呕呃宜六君子汤。*方见气病门。*

因痰而呕须二陈汤。*方见痰病门。*

寒吐理中汤加砂蔻。*加砂仁、豆蔻。治寒气犯胃，呕吐不已。方见泻痢门。*

蛔吐加入椒梅凑。*理中汤加川椒、乌梅，名椒梅理中汤。治胃寒吐蛔。*

吐苦胆热吐酸肝，均宜六一左金丸。治呕吐酸苦之水，由肝胆有热使然，宜用此丸。即黄连六两，吴萸一两，水丸。

胃家虚冷成呃逆，丁香柿蒂汤，《严氏》参姜协。治中下虚寒之呃。即丁香、柿蒂、人参、生姜。

久病虚赢呃逆频，橘皮竹茹汤，奏功勋，再加半夏枇杷叶，甘麦人参与茯苓。治久病呕呃。即橘皮、竹茹、半夏、茯苓、人参、甘草、麦冬、枇杷叶。

疝气方

马兰花丸七疝服，延胡肉桂同橘核，带昆海藻及金铃，枳壳桃仁川厚朴。治七疝及妇人阴癫，小儿偏坠。即马兰花、延胡索、肉桂、橘核、海带、昆布、海藻、金铃子、枳壳、桃仁、厚朴，水泛为丸。

寒疝痛用导气汤，川楝茴香与木香，吴萸煎以长流水，散寒通气利小肠。治寒疝疼痛。即川楝子、茴香、木香、吴茱萸，长流水煎。

疝气方丹溪用荔枝核，栀子山楂同枳壳，再入吴萸暖厥阴，甘澜水煎疝痛释。治疝气作疼。即荔枝核、栀子、楂肉、枳壳、吴茱萸。

橘核丸《济生》中肉桂铃，朴实延胡藻带昆，桃仁二木酒糊合，癫疝痛顽盐酒吞。治四肿痛疝，肠癫、卵癫、水癫、气癫也，皆寒湿为病。即肉桂、金铃子、厚朴、枳实、延胡索、海藻、海带、昆布、桃仁、木通、木香，酒糊丸，盐汤下或酒下。

当归温疝汤延胡索，白芍吴萸川楝泽，桂附茴香白茯苓，中寒冷疝须当服。治中寒冷疝之病。即当归、延胡索、白芍、吴萸、川楝子、泽泻、肉桂、附片、茴香、茯苓，煎服。

遗精方

龙骨远志丸治遗精，二茯朱砂菖共参。治心肾虚弱，不梦而遗。即龙骨、远志、茯苓、茯神、朱砂、菖蒲、人参。

相火强旺宜既济汤，黄柏知母同生地。坎离既济汤，治相火强旺，有梦而遗。即黄柏、知母、生地黄。

金锁固精丸芡莲须，龙骨蒺藜牡蛎和，莲粉糊丸盐酒下，涩精秘气滑遗无。治精滑不禁。即芡实、莲须、龙骨、蒺藜、牡蛎，莲子粉糊为丸，盐酒送下。

茯菟丹《局方》治精滑脱，菟苓五味石莲末，酒蒸山药糊为丸，亦治强中及消渴。治遗精白浊，强中消渴。强中者，下消之人，茎长兴盛，不交精出也。即菟丝子、茯苓、五味子、石莲肉、山药，酒煮糊为丸。

补精丸主久遗服，山磁纸韭参苁鹿。治下焦虚寒，久遗不愈。即怀山药、磁石、破故纸、韭子、人参、肉苁蓉、鹿茸。

妙香散，王荆公山药与参芪，甘桔二茯远志随，少佐辰砂木香麝，惊悸郁结梦中遗。治梦遗失精，惊悸郁结。即山药、人参、黄芪、甘草、桔梗、茯苓、茯神、远志、辰砂、木香、麝香，为末，二钱，酒下。

淋浊方

五淋散用滑栀苓，赤芍通甘竹叶茵。治淋因膀胱热结。即滑石、栀炭、赤茯苓、赤芍、木通、甘草、淡竹叶、茵陈。

局方八正散车萹蓄，草梢滑石通瞿麦，大黄栀子引灯心，淋痛溺红功可夺。治湿热下注，咽干口渴，少腹急满，小便不通，或淋痛溺血。即车前子、萹蓄、甘草梢、滑石、木通、瞿麦、大黄、栀子，加灯草煎。一方加木香。

导赤散钱乙生地与木通，草梢竹叶治淋疼。治小肠有火，溺赤淋痛，口糜舌疮等症。即生地黄、木通、草梢、淡竹叶。

石韦散《汇补》治热淋症，车前瞿滑冬葵并。治热淋有效。即石韦、车前子、瞿麦、滑石、冬葵子。

小蓟饮子血淋方，木通滑石生地襄，归草黑栀淡竹叶，蒲黄藕节佐之良。治下焦湿热而成血淋。即小蓟、木通、滑石、生地黄、当归、甘草、栀子、淡竹叶、蒲黄、藕节。

草薢分清_饮膏淋用，草梢益智菖乌共。治阳虚白浊，小便频数，淤白如油，名曰膏淋。即草薢、甘草梢、益智仁、石菖蒲、乌药，入食盐煎服。

赤浊清心莲子_{饮医}，茯苓甘草与黄芪，柴苓地骨车前子，参麦加之更得宜。治忧思抑郁，心火内燔，男子淋浊遗精，女人崩中带下。即石莲肉、白茯苓、甘草、黄芪、柴胡、黄芩、地骨皮、车前子、人参、麦冬。

治浊固本_丸须连柏，莲须益智猪苓茯，砂仁半夏甘草兼，能医湿热成精浊。治胃中湿热渗入膀胱，下浊不止。即黄连、黄柏、莲须、益智仁、猪苓、茯苓、砂仁、半夏、甘草。

浊因湿热珠粉丸《金鉴》，椿姜蛤滑曲青黄。治赤白浊带下属湿热者。即椿根皮、黑姜、蛤粉、黄柏、滑石、神曲、青黛[①]。洁古珍珠粉丸，即真蛤粉、黄柏。治虚热遗精。

癃闭遗溺方

小便不通为闭癃，仲景五苓散可宗。方见湿病门。

气虚之闭宜春泽_汤，即是五苓加参服。治气虚不能化及州都，小便闭塞。即五苓散加人参。

阴虚之闭宜通关_丸，东垣，柏知肉桂蜜为丸。治肾虚湿热，口不渴而小便闭。即黄柏、知母、肉桂。一名滋肾丸。

老年气虚小便闭，芪草陈皮名利气_散。治老人气虚，小便不通。即黄芪、甘草、陈皮。

君不见膀胱不约致溺遗，固脬丸子奏功奇，即是桑螵蛸附子，戎盐茴菟酒丸宜。经云：膀胱不约为遗溺，此方宜之。即桑螵蛸、制附子、戎盐、茴香、菟丝子，酒糊丸。

桑螵蛸散_{寇宗奭}治便数，菖远龟龙归参茯。治小便数而欠，且能补心安魂。即石菖蒲、远志、龟版、龙骨、当归、人参、茯苓为末，服二钱。

---

① 青黛：此后原有"黄柏"，与前文重复，疑衍，故删。

泻痢方

刘草窗遗痛泻方，陈皮白芍术同防。<small>治土败木贼，痛泻不止。即陈皮、白芍、白术、防风，或煎或丸。久泻加升麻。</small>

仲景理中汤治寒泻，人参白术草干姜。<small>治伤寒太阴，自利不渴，呕逆腹痛，厥冷吐蛔。即人参、白术、甘草、干姜。</small>

暑泻河间天水散。<small>方见暑病门。</small>

湿泻胃苓汤最良。<small>方见湿病门。</small>

虚泻因于脾气陷，宜以补中益气汤。<small>方见气病门。</small>

四神丸治脾肾泻，五味脂萸肉果霜；亦有淡寮四神丸，除去味萸加二香。<small>治脾肾虚泻。即五味子、补骨脂、吴茱萸、肉果霜，姜煮枣丸。本方除去五味子、吴茱萸，加茴香、木香，亦名四神丸，治同。</small>

景岳胃关煎可考，脾肾两虚泄泻扰，地黄怀药术干姜，扁豆吴萸与甘草。<small>治脾肾虚寒作泻，或久泻腹痛。即熟地、山药、白术、干姜、扁豆、吴茱萸、甘草。</small>

如有寒热腹痛痢，人参败毒散《活人》可饵，即是前柴羌独芎，甘苓枳桔薄姜配。<small>治感冒时行疟痢等症。即人参、前胡、柴胡、羌活、独活、川芎、甘草、茯苓、枳壳、桔梗、薄荷、生姜。</small>

谁知洁古芍药汤，下痢脓血痛坠方，原来归芍苓连草，木桂槟榔共大黄。<small>治下痢脓血稠黏，腹痛后重。即归尾、芍药、黄芩、黄连、甘草、木香、肉桂、槟榔、大黄。</small>

姜茶饮是东坡制，赤白痢积均堪使。<small>治赤白痢及寒热疟。即生姜、陈细茶叶，每味约三钱，煎服。</small>

香连丸是直指方，赤白痢积亦堪尝。<small>治下痢赤白，脓血相杂，里急后重。即黄连、木香，醋糊丸，米饮下。</small>

泻痢日久肛门坠，真人养脏汤<small>罗谦甫</small>为贵，参术罂诃白芍归，肉蔻木香甘草桂。<small>治泻痢脱肛，日夜无度。即人参、白术、罂粟壳、白芍、当归、肉豆蔻、</small>

木香、甘草、肉桂。

便秘方

胃实便秘三承气，大承气汤见痉痉。小承气汤仲景朴实黄，调胃承气汤，仲景硝黄甘草是。大承气汤，方见痉痉门。小承气汤，治胃府实满，即厚朴、枳实、大黄。调胃承气汤，治胃实缓攻之方，即芒硝、大黄、甘草。

润肠丸东垣用归尾羌，桃仁麻仁及大黄，或加芄防皂角子，风秘血秘善通肠。治肠胃伏火，大便秘涩，全不思食，风结血结。即归尾、羌活、桃仁、麻仁、大黄、蜜丸。有风湿加秦艽、防风、皂角子。

通幽汤东垣中用二地，桃红归草升麻逮。治幽门不通，上冲吸门，噎塞不开，气不得下，大便艰难，名曰下脘不通，治在幽门。即生地黄、熟地黄、桃仁、红花、当归身、甘草、升麻。

五仁丸治燥结凝，柏杏松桃郁李仁。治大便燥结，或老年不能用硝黄，可以此方代之。即柏子仁、杏仁、松子仁、桃仁、郁李仁。

蜜煎导法通便闭，猪胆导法亦须记。不欲苦寒伤胃家，阳明无热须当忌。二法皆治阳明症自汗、小便利、大便秘者。一用蜜煎如饴，捻作挺子，掺皂角末，乘热纳谷道中；一用猪胆汁，醋和，以芦管插入肛门中，将汁灌入。

便血方

槐花散治肠风血，枳壳黑荆侧柏叶。治肠风脏毒下血。即槐花、枳壳、黑荆芥、侧柏叶，等分为末，米饮下。

升麻除湿汤，东垣治亦同，防芍云苓二术充。治肠风便血，或里急后重，或有血脓。即升麻、防风、白芍、茯苓、白术、苍术。

体强脏毒柏叶散，侧柏黄芩大黄汤。治脏毒有效。即侧柏叶、黄芩、大黄为末，米饮下。

先便后血黄土汤《金匮》，术草胶芩地附肝。治先便后血，为远血。即白术、甘草、阿胶、黄芩、生地、附子、伏龙肝，煎服。

先血后便赤豆散《金匮》，归用四钱豆一两。治先血后便，为近血。即赤小豆浸令出芽，晒干一两，当归四钱，共末，米饮下。

缠绵日久不能瘳，严氏归脾汤即可求。方见血病门。

调经方

调经解郁用逍遥散，《局方》，归芍茯苓甘草邀，柴胡白术同姜薄，妇女诸方此独超。治血虚肝燥，咳嗽蒸热，月事不调等症。即当归、白芍、茯苓、甘草、柴胡、白术、煨姜、薄荷。

经水赶前为血热，芩连四物汤功谁及。治经水赶前，属血热者。即四物汤加黄芩、黄连。四物汤方见血病门。

地骨皮饮虚热宜，原来四物牡丹皮。治月事先期，属虚热者。即四物汤加地骨皮、牡丹皮。

经期退后气血滞，过期饮方诚可治。亦是四物加桃红，莪草二香通桂使。治经水过期不至，因气血凝滞作胀痛者。即四物汤加桃仁、红花、莪术、甘草、木香、香附、木通、肉桂。

气虚血少圣愈汤，四物参芪品一方。治经行过少，气血并亏。即四物汤加人参、黄芪。

柏子仁丸《良方》牛断地，卷兰主治虚经闭。治血少经闭。即柏子仁、牛膝、续断、大熟地、卷柏、泽兰，蜜丸。

崩漏癥瘕痃癖方

固经丸《良方》用龟版君，黄柏樗皮香附群，黄芩芍药酒丸服，漏下崩中色黑殷。治经行不止，及崩中带下，紫黑成块。即龟版、黄柏、樗白皮、香附、黄芩、白芍药，酒丸。

经血大下大崩证，济生归脾汤急可进。方见血病门。

带下之方羡异功散，宜加杜仲鲗樗龙。五味异功散，方见气病门。加杜仲、乌鲗骨、樗白皮、龙骨。治白带神效。

癥瘕属实须宜破，大七气汤诚勿错，莪棱肉桂及青陈，藿木智仁甘桔伍。治七癥八瘕属实者，必须破之。即莪茂、三棱、肉桂、青皮、陈皮、藿香、木香、益智仁、甘草、桔梗。

经停瘀滞成石瘕，琥珀散方功可夸。丹桂莪棱归地芍，延胡乌药寄奴加。治经水停滞而成石瘕，腹形稍大，状如怀子。即丹皮、官桂、莪术、三棱、当归、熟地、赤芍、延胡索、乌药、刘寄奴，为末二钱，温酒调下。

葱白散治痃与癖，四物参苓姜桂及，枳朴蓬棱茴木香，楝青麦曲葱盐协。主治痃癖之证。痃者，状如弓弦，筋病也；癖者，隐伏于内，疼痛着骨也。即四物汤加人参、茯苓、干姜、肉桂、枳壳、厚朴、蓬术、三棱、茴香、木香、苦楝子、青皮、麦芽、神曲，加葱白、食盐。

种子胎前方

种子苁蓉菟丝丸《金鉴》，覆盆归芍芎蛇床，条芩牡蛎五味子，鲗骨防风艾叶襄。此方不寒不热，助阴生子。即肉苁蓉、菟丝子、覆盆子、当归、白芍、川芎、蛇床子、条芩、牡蛎、五味子、乌鲗骨、防风、艾叶，蜜丸桐子大，每服三四十九，盐汤下。

景岳毓麟珠亦可，八珍加鹿椒丝杜。治妇人瘦弱不孕，气血俱虚，或白带腰痛。即八珍汤加鹿角霜、川椒、菟丝子、杜仲，蜜丸弹子大，空心嚼服一二九，酒送下。

有胎呕吐名恶阻，五味异功藿砂佐。五味异功散加藿香、砂仁。治恶阻极效。方见气病门。

有胎尿闭名转胞，举胎汤有大功劳。四物升陈参白术，服之探吐自逍遥。治妊娠胎压，不得小便，或心烦不得卧者，名曰转胞也。即四物汤加升麻、陈皮、人参、白术，煎服，服下以指探吐，吐后再服再吐，如此三四次，则胎举而小便利矣。

胶艾汤《金匮》治胎漏证，原来四物甘草并。治妇人怀胎漏红，或小产后下血，或孕妇腹痛胞阻，或冲任并损，月水过多。即阿胶、艾叶、炙甘草合四物汤也。

当归散《金匮》益妇人妊，术芍芎归及子芩。养血安胎宜常服，或入阿胶与寄生。此养血安胎之妥方。即当归、白术、白芍、川芎、黄芩。

倘因过欲胎不固，惟有阿胶汤最妥。四物汤中除去芎，再加术艾芩续杜。治妊娠过犯房欲，胎气不固。即四物汤除去川芎，加阿胶、白术、艾叶、黄芩、续断、杜仲。

知母饮可治子烦，麦冬芩茯与芪甘。治孕妇别无他证，惟时时心烦，名曰子烦。即知母、麦冬、子芩、茯苓、黄芪、甘草。

茯苓导水汤治子肿，二苓术泽木瓜榔，紫苏大腹砂仁壳，陈木桑皮加入姜。有孕肿胀，名曰子肿，宜用此方。即茯苓、猪苓、白术、泽泻、木瓜、槟榔、紫苏、大腹毛、砂仁壳、陈皮、木香、桑白皮，加姜煎。

紫苏饮治胎气扰，归芍芎陈腹甘草。孕妇胸膈胀满，名曰子悬，宜此方治之。即紫苏、当归、白芍、川芎、陈皮、大腹毛、甘草。

子痫宜用钩藤汤，寄生参桔茯神当。治孕妇忽然跌仆，抽搐不省人事，须臾自醒，名曰子痫。方用钩藤、桑寄生、人参、桔梗、茯神、当归，煎服。

黄连煎治子啼症，鼠穴土加真有应。孕妇腹内有声，一似儿啼，谓之子啼；或似钟鸣，谓之子鸣。宜用空房中鼠穴土，同黄连煎服。

临产产后方

达生散，丹溪紫苏大腹皮，参术甘陈归芍随，再加葱叶黄杨脑，妊未临盆先服之。治妊经八九个月内，服之十数帖，自然达生。即紫苏、大腹皮、人参、白术、甘草、陈皮、当归、白芍，加青葱叶、黄杨脑为引。

三合济生汤《纲目》，催生羡妙方；归芎香附枳，白芷腹苏甘。治临产艰难，虽一二日不下者，服此自然转动而产。即当归、川芎、香附、枳壳、白芷、大腹毛、苏叶、甘草，水煎。待腰腹痛甚服之，即产。

更有催生立应散，归芎赤芍车前往，牛膝白芷与冬葵，枳壳腹毛宽气畅。治临盆产难，或横生倒产。即当归、川芎、赤芍、车前子、牛膝、白芷、冬葵子、枳壳、大腹毛，水煎，入酒少许。

保生无忧散极灵，芎归艾芍菟羌荆，芪甘枳朴生姜贝，煎服安然自达生。治孕妇产难，服之神验。即川芎、当归、艾叶、白芍、菟丝子、羌活、荆芥、黄芪、甘草、枳壳、厚朴、生姜、川贝母。

骨闭宜用开骨散，乱发归芎与龟版。治交骨不开。即妇人头发、当归、川芎、自败龟版。

胎衣不下牛膝散方，芎归丹桂及蒲黄。治胎衣不下，腹中胀急。即牛膝、川芎、当归、丹皮、肉桂、蒲黄。

消瘀下胎黑神散《局方》，地黄归芍炮姜炭，蒲黄黑豆肉桂甘，童便白酒共煎尝。治产后恶露不尽，攻冲作痛，及胞衣不下，胎死腹中。即熟地黄、归尾、赤芍、黑姜、蒲黄、黑豆、肉桂、甘草，白酒、童便各半煎。

产后腹疼生化汤效，桃仁姜炭芎归草。凡产后服一二剂，去瘀生新为妙。即桃仁、姜炭、当归、川芎、益母草。一方用甘草。

腹疼不止失笑散施，即是蒲黄五灵脂。治瘀血胀胞，并治儿枕痛。即五灵脂、蒲黄为末，醋糊丸。

产后昏狂清魂散《严氏》，泽兰参草芎荆炭。治产后恶露已尽，忽昏晕不知人。即泽兰、人参、甘草、川芎、荆芥炭，为末，温酒调下。

妇人倘患乳痈岩，神效瓜蒌散可尝，即系当归生甘草，再加乳没力非凡。治乳痈、乳岩神效。即瓜蒌、当归、生甘草、乳香、没药，好酒煎服。

立方有君臣佐使

帝曰：方制君臣，何谓也？岐伯曰：主病之谓君，佐君之谓臣，应臣之谓使，非上中下三品之谓也。李东垣曰：治风者，防风为君；治湿者，防己为君；治寒者，姜、附为君；治上焦热者，黄连为君；治中焦热者，黄芩为君。兼何见症，以佐使分治之。又曰：为君者最多，为臣者次之，佐者又次之。

七方 大小缓急奇偶复

大方之说有三：有药力雄猛之大；有品味数多之大；有分两数多之大。此治下焦，疗大病之法。

小方之说亦有三：有病势轻浅，不必雄猛之小；有病在上焦，宜分两轻微之小；有病无兼证，宜君一臣二之小。

缓方之说有六：有甘以缓之之缓，有缓则治本之缓，有丸以缓之之缓，有品味众多之缓，有无毒治病之缓，有气味俱薄之缓。

急方之方有五：有急症须急治之急，有汤液荡涤之急，又有毒药之急，气味俱厚之急，急则治标之急。

奇方之说有二：有独用一物之奇，有一三五七九之奇。奇方宜下不宜汗。

偶方之说有三：有两味配合之偶，有二方合用之偶，有二四六八十之偶。偶方宜汗不宜下。桂枝汗药，反以五味成奇。承气下药，反以四味成偶。岂临时制宜？当别有法乎。

复方之说有三：有二三方及数方相合之复，本方之外复加他药之复，有分两均齐之复。王太仆以偶为复。今七方有偶又有复，岂非偶乃二方相合，复乃数方相合乎？

十剂 宣、通、补、泻、轻、重、滑、涩、燥、湿是也。陶隐居增入寒可去热，大黄、芒硝之属；热可去寒，附子、官桂之属

宣可去壅，生姜、橘皮之属。壅者塞也，宣者布也、散也。郁塞之

病，不升不降，必宣布敷散之。如气郁有余，则香附、川芎以开之，不足则补中益气以运之；火郁微则山栀、青黛以散之，甚则升阳解肌以发之；湿郁微则苍术、白芷以燥之，甚则风药以胜之；痰郁微则南星、橘皮以化之，甚则瓜蒂、藜芦以涌之；血郁微则桃仁、红花以行之，甚则或吐或下以逐之；食郁微则山楂、神曲以消之，甚则上涌下泄以去之。皆宣剂也。

通可去滞，通草、防己之属。滞者留滞也。湿热留于气分，而痛痹、癃闭，宜淡味下降，通利小便，而泻气中之滞，通草是也；湿热留于血分，而痛痹、癃闭，宜苦寒下引，通其前后，而泻血中之滞，防己是也。

补可去弱，人参、羊肉之属。形不足者，补之以气，人参是也；精不足者，补之以味，羊肉是也。

泻可去闭，葶苈、大黄之属。闭字作实字看，实者泻之。葶苈泻气实而利小便，大黄泻血实而通大便。

轻可去实，麻黄、葛根之属。表闭者，风寒伤营，腠理闭密，而为发热头痛，宜麻黄轻扬之剂，发其汗而表自解；里闭者，火热抑郁，皮肤干闭，而为烦热昏瞀，宜葛根轻扬之剂，解其肌而火自散。上闭有二：一则外寒内热，上焦气闭，发为咽痛，宜辛凉以扬散之；一则饮食寒冷，抑遏阳气在下，发为痞满，宜扬其清而抑其浊。下实亦有二：阳气陷下，里急后重，至圊不能便，但升其阳而大便自顺，所谓下者，举之也；燥热伤肺金，金气膹郁，窍闭于上，而膀胱闭于下，为小便不利，以升麻之类探而吐之，上窍通则小便自利，所谓病在下，取之上也。

重可去怯，磁石、铁粉之属。重剂凡四：有惊则气化魂飞者，有怒则气上发狂者，并铁粉、雄黄以平其上；有神不守舍而健忘不宁者，宜朱砂、紫石英以镇其心；有恐则气下，如人将捕者，宜磁石、沉香以安其肾。

滑可去着，冬葵子、榆白皮之属。着者，有形之邪，留着于脏腑经络，如屎溺、浊带、痰涎、胞胎、痈肿之类，宜滑剂以去其留滞之物。此与通以去滞相类，而实不同。通草、防己淡渗，去湿热无形之邪；葵子、榆皮甘滑，去湿热有形之物。故彼曰滞，此曰着也。

涩可去脱，牡蛎、龙骨之属。脱者，气脱、血脱、精脱、神脱也。脱则散而不收，用酸涩温平，以敛其耗散。夫汗出、便泄、遗溺，皆气脱也；肠风、崩下、血厥，皆血脱也；精流、骨痿，精脱也。牡蛎、龙骨、五味、五倍、诃子、粟壳、棕灰、石脂，皆涩药也。如气脱，加参、芪；血脱，兼归、地；精脱，兼龟、鹿。至夫脱阳者见鬼，脱阴者目盲，此神脱也，去死不远，无药可治。

燥可去湿，桑皮、赤小豆之属。外感之湿，由于山岚雨露；内伤之湿，由于酒茶蔬果。夫风药可以胜湿，淡药可以渗湿，不独桑皮、赤小豆也。

湿可去枯，白石英、紫石英之属。湿字当作润字看。枯者，燥也，血液枯而成燥。上燥则渴，下燥则结，筋燥则挛，皮燥则揭，肉燥则裂，骨燥则枯。养血则当归、地黄，生津则门冬、五味，益精则苁蓉、枸杞，不独石英为润剂也。

煎药用水法

中虚者，当用春雨水，取其生生之气；火旺者，宜用冰雪水，取其阴寒下降；气滞血凝，痰阻便闭者，宜急流水，取其行而不停；失血遗精，溺多便滑者，宜井华水，用清早初汲，取其凝结而不流；吐逆、喘嗽、胀满者，宜东流水，取其顺下；阴不升、阳不降者，宜甘澜水以调之。

寒性门

诸家本草，记诵诚难，爰编骈语，细别温寒。姑弃繁而就简，当举一而反三。试观。

犀角之功，清热利痰治吐血。【兽部】汤剂磨汁用，丸散锉细，纸裹纳怀中，待热，捣之立碎。入心、胃二经。同生地、白芍、丹皮，名犀角地黄汤，治吐血、衄血。

羚羊之效，定惊明目理拘挛。【兽部】锉研极细，或磨用。入心、肝。同钩藤、桑叶，治子痫。单用烧灰，用鸡子清调，涂赤丹，极验。

石膏发汗解肌，主治伤寒狂热。【石部】研细，甘草水飞，或煅用。入肺、胃。同知母、甘草、粳米，名白虎汤，治肺胃实热；同甘草，名玉泉饮，治温疫斑黄。

滑石通淋医痢，又能却暑除烦。【石部】入肺、膀胱。同甘草，清暑利湿，河间名曰天水散，又名六一散。

黄芩去少阳热邪，遇白术为安胎要药。【山草】入心、脾、胆经。上行，酒炒；泻肝胆火，猪胆汁炒。同柴胡，退寒热；同白芍，治痢疾；同厚朴、黄连，止腹痛；同桑皮，泻肺火；同白术，安胎孕，若胎前无热，反阴损胎元。

黄柏除下焦湿热，合苍术即治痿灵丹。【乔木】入肾、膀胱。生用降实火，蜜炙庶不伤胃，酒制治上，盐制治下，炒黑能止崩带。同苍术，名二妙散，治湿热痿病；同知母、肉桂，名通关丸，治小便不通。

黄连入心，泻火平肝尤燥湿。【山草】去毛。治心火，生用；肝胆火，猪胆汁炒；上焦火，酒炒；中焦火，姜汁炒；下焦火，盐水炒，或童便炒；食积火，黄土炒；湿热在气分，吴萸汤炒；在血分，醋炒。同木香，除痢疾，名香连丸；同吴萸，止呕吐，名左金丸。

知母滋肾，安胎清热且消痰。【山草】入肺、肾。上行，酒浸；下行，盐水拌。合贝母，名二母散，治肺痨有热；合黄柏、生地，名坎离既济汤，治梦遗。

泻心火，清湿热，当用连翘。【隰草】入心、胆、大肠。同银花、夏枯草，治瘰疬、乳痈。

化热痰，生津液，必须花粉。【蔓草】入胃。同麦冬、竹叶，治心火烦渴。

麦冬最清心火，暑伤元气堪宜。【隰草】入心、肺、胃。去心，入滋补药，酒润或拌米炒黄。同人参、五味，名生脉散，能保肺、复脉、清暑。

天冬能益水源，热劫真阴必应。【蔓草】入肺、肾。去心皮，酒蒸。同人参、地黄，名三才汤，治虚劳咳嗽。

生新破血，大蓟强而小蓟微。【隰草】入血分。《本事方》用一味大蓟煎服，治阴囊肿痛。小蓟同生地、滑石、栀子，治血淋。

行气消癥，枳壳缓而枳实猛。【灌木】麸炒用，入气分。枳壳同人参、麦冬，治气虚，大便不快；枳实同白术，治心下坚，水饮痞满。

菊花逢枸杞，养肝明目多功。【隰草】入肺、肝。同枸杞相对，蜜丸，久服永无目疾；同谷精草、绿豆衣，等分为末，治目翳。

桑叶得芝麻，除湿祛风可准。【灌木】入血分，用经霜者煎汤，洗赤目。末服，止盗汗，且糁①刀伤。

柴胡解郁，更清少阳邪热。【山草】外感，生用；内伤升气，酒炒用。凡治中及下降用梢；有汗咳者，蜜水拌炒。同白芍、甘草、枳实，名四逆散，治胸胁痛，四肢厥冷。

前胡宁嗽，能祛肌表寒风。【山草】入肺、肝。同甘菊、丹皮，治风热目疾。

白前治肺壅痰升，嗽家闭闷。【山草】去头、须，甘草水浸一伏时，焙用。得桔梗、陈皮、荆芥，治风热目疾。

白薇主中风身热，神识朦胧。【山草】去须，酒洗。乃阳明冲任之药。同归、地、芍药、杜仲、苁蓉，治不孕。

消疝气，利膀胱，当求川楝子。【乔木】槌碎用。同延胡索，治气痛有效。

---

① 糁（sǎn 散）：涂抹。

治牙痛，医血痔，皆用白头翁。【山草】入阳明血分。合黄连、黄柏、秦皮，治热痢。

秦皮止痢除崩，且医目疾。【乔木】入肝。治目之功非小，洗、服皆效。

槐实明眸去泪，更治肠红。【乔木】入肝、胆、大肠。痔血大效，槐花功用相同。得荆芥，治下血；得牡蛎，治白带。

生地黄养阴凉血，故主崩中。【隰草】入心、肾。同大蓟、小蓟各半，捣取自然汁，和童便服，治血热吐血。

女贞子补肾强腰，更兼明目。【灌木】冬至采，佳，酒蒸。同旱莲草为丸，名二至丸，补腰膝，壮筋骨，强阴肾，乌须发，价廉而功大。

苦参祛风湿，医痢消痈。【山草】糯米泔浸去腥气，蒸。入肾。同大胡麻、刺蒺藜、白菊花，治大麻风；同白术、牡蛎，雄猪肚丸，治赤白带下。

元参滋肾阴，利咽解毒。【山草】蒸过再焙。同蒺藜、杞子、甘菊，能明目；同连翘、夏枯、花粉，治瘰疬；同升麻、桔梗、甘草，治发斑、咽痛。

西洋参能清肺火，理虚烦。【山草】同麦冬，治口渴。虚而无火者勿服。

北沙参专补肺阴，治久咳。【山草】同天冬、麦冬、五味，治肺痿。

鳖甲清骨热，定惊祛疟，犹消胁块肠痈。【介部】醋炙，治劳；童便炙，入肝。同青蒿、麦冬、生地，治骨蒸劳热。

牡蛎治虚痨，止带涩精，且化热痰结核。【介部】盐水煮一伏时，煅粉，亦有用生者。入肝、肾。同黄芪、麻黄根，治盗汗。

益肾退蒸，治产难，龟版须尝。【介部】酥炙，或酒炙、醋炙、猪脂炙，煅灰用，入心、肾。同熟地、知、柏，大补阴分。

平肝清肺，疗青盲，决明可服。【介部】面裹煨热，研细，水飞。同夜明砂、猪肝煎服，治青盲眼；同地骨皮、石斛，治骨蒸劳热。

牡丹皮泻火退蒸，宁吐衄。【芳草】酒拌，蒸用。入肝、肾、心。同麦冬、生地，治心包之火。

益母草生新去瘀，更调经。【隰草】入心、肝。同童便煎服，能下死胎；勒乳成痈，为末调涂，一宿自消。子能明目去风，调经种子。

薏苡扶脾，且理肺痈，清湿热。【谷部】清肺，生用；理脾，微炒。同木瓜、草薢、麦冬，治痿厥；同沙参、贝母、枇杷露，治肺痈。

石莲开胃，能医噤口，又通淋。【果部】杵碎用，入心、胃。同人参，治噤口痢。

石斛安神，平胃气，兼除虚热。【石草】同麦冬、茯苓、陈皮、甘草，治胃弱，四肢软弱；专一味，夏月代茶，健足力。

鳢肠止血，乌须发，犹补肾阴。【隰草】同车前草等分，杵取汁，每空心服三杯，治小便溺血；焙研，每米饮下二钱，治肠风脏毒，下血不止。

散核消瘿须海藻。【水草】洗去咸水。反甘草。东垣治瘰疬马刀之症，亦常并用，盖激之以溃坚也。

化痰住嗽用兜铃。【蔓草】入肺。《千金方》单服马兜铃治水肿，以能泻肺行水也。

芍药有白赤之分，白者补血而安胎孕，赤者散瘀而通闭经。【芳草】酒炒用，或生用。入肝、脾血分。白芍同白术补脾，同川芎泻肝，同人参补气，同归身补血，同甘草止腹痛，同黄连止便泻；赤芍同延胡、红曲，治痛经。

椿皮有臭香之别，臭者涩血而止崩遗，香者性平而力稍逊。【乔木】去粗皮，醋炙，或蜜炙；只入丸散，不入汤药。入血分。同白芍、黄柏、良姜，粥丸，治赤白带；同诃黎勒、母丁香，醋丸，治休息痢。

戎盐入肝肾，齿疼目痛皆灵。【卤石】同熟地，补水益精。

秋石①治虚劳，咳嗽遗精可进。【人部】入肾。同沙参、天门冬，治劳嗽；同金樱子、芡实，治遗精。

人中白散瘀止衄清劳热，又理牙疳。【人部】煅过用。同青黛、黄柏、冰片、寒水石，共擂极细，吹口疮龈糜。

人中黄消痰降火化食停，且平狂证。【人部】入胃。同石膏、犀角、连翘，治阳毒发狂。

栀子泻火，功成吐衄崩淋。【灌木】里热用仁，表热用皮，生用泻火，炒黑止血，姜汁炒止烦呕。入心、肺、三焦。同茵陈、黄柏、甘草，治黄疸病。

胆草平肝，效在惊痫黄病。【山草】甘草水浸一宿，曝干。入肝、胆、膀胱。元素曰：以柴胡为主，龙胆草为使，为目疾要药。

---

①秋石：中药名，别名秋丹石、秋冰、淡秋石。从童男童女尿液中萃取提炼而得，属钙化合物类，古代方士常以此药进贡。

车前子，开水固精称妙品。【隰草】入滋肾补药，酒蒸捣饼；入利水药，炒研。入肾、膀胱。同木通、沉香、升麻，治气癃；同苍术、草薢、五加皮，治湿痹；研末服，治暴泻。不惟有趋下之功，而且有清肺肝风热之妙。

冬葵子，滑胎利便建奇功。【隰草】同榆白皮等分煎服，能消水肿；同火麻仁、松子仁、柏子仁，治大便燥结。

葶苈子，消痰止嗽能行水。【隰草】糯米微炒，或酒拌炒。入肺、膀胱。同大枣煎服，治肺气喘急，不得卧；同苏子，名苏葶饮，治同。

瓜蒌子，止渴清咽开结胸。【蔓草】入肺、大肠。同薤白，治胸痹；同通草，治乳闭。根能化痰清胃，皮能畅气宽胸。瓜蒌根，即天花粉也。

贝母清痰，用在虚劳咳嗽。【山草】去心，捣用。入心、肺。景岳单用川贝，蜜丸，治咳嗽；同青黛、海石、栀子，治咳血。外感风痰咳嗽，用象贝母为佳。

郁金解菀，施于产后瘀攻。【芳草】入心、肝、肺三经。用郁金七两、白矾三两，薄荷为丸，名白金丸，治癫狂失心。

茵陈利湿退疸。【隰草】入肺、胃、膀胱。同干葛、薏苡仁、枳椇子①，治酒疸；同苍术、神曲、鸡内金，治谷疸；同生地、黄柏、石斛，治女劳疸。

芦荟清热杀虫。【香木】入肝。同秦皮、桑叶，能明目；同甘草为末，敷湿癣。

漏芦下乳通经，兼医痈毒。【隰草】入肺、胃、二肠。古人治发背，每以为君。

泽泻通淋消肿，且疗耳聋。【水草】去皮，盐水拌，或酒浸。入肾、膀胱。同茯苓、猪苓、建兰叶，治痰饮咳嗽。

凌霄花，即是紫葳花，破血之功不小。【蔓草】同密陀僧，共研极细末，用唾调敷酒齇鼻，神效。

草决明，一名青葙子，明眸之效无穷。【隰草】得荆芥、薄荷、甘菊，治风火时眼。瞳子散大者忌之。

蝉蜕轻清，发音透疹。【虫部】去足、翅。同羚羊角、木贼草、夜明砂，治目盲障翳。

---

① 枳椇子：中药名，味甘，性平，归胃经，功效解酒毒，止渴除烦，止呕，利大小便，主治醉酒、烦渴、呕吐、二便不利。

薄荷升散，解郁疏风。【芳草】入肺、肝。与蝉蜕等分为末，治瘾疹。

疳积毒痢，宜于五谷虫。【虫部】漂净晒干，炒用。小儿尿如米泔，乃热疳也，研为细末，杂物与食之。

风疟冷痹，须用穿山甲。【鳞部】醋炙、酥炙、童便炙，或生，或烧，或土炒。入厥阴、阳明。研末，酒服，治乳汁不通，名涌泉散。

蟾蜍杀虫拔毒，又理疳痨。【虫部】入阳明胃。其眉间白汁名曰蟾酥，治发背疔疮，烂人肌肉。惟疔毒甚者，可服二三厘，取其以毒攻毒。

常山涤饮祛痰，更除诸疟。【毒草】酒浸一宿，炒透用。得甘草则吐；得大黄则利；得乌梅、鲮鲤则入肝；得小麦、竹叶则入心；得秫米、麻黄则入肺；得龙骨、附子则入肾；得草果、槟榔则入脾。苗名蜀漆，功用相同。

豨莶草乃风气之神丹。【隰草】九蒸九晒，加以酒蜜，则苦寒之阴浊自去，而清香之美味自出，不然不能透骨搜风也。为末，醋丸，治风气入于肠胃作泻。

山豆根为咽喉之圣药。【蔓草】入心、肺、大肠。兼医痈痔。

青黛清斑散郁，惊痫用之何妨。【隰草】入肝。合杏仁霜，置柿饼中煨食，名圣饼子，治咯血。

青蒿祛暑退蒸，疟痢逢之可却。【隰草】入肝、胆。时珍曰：《月令通纂》[1]言伏内庚日采青蒿悬门庭，可以辟邪。冬至、元旦各服二钱，亦良。

大戟阴寒善走，功在破癥逐水，体壮者方可权施。【毒草】反甘草。浆水煮，去骨用。大戟炒二两、干姜五钱，为散，每服三钱，姜汤下，治水臌有效。

大黄猛烈推攻，力能涤胃荡肠，质弱者用宜斟酌。【毒草】生用力峻，酒制力缓。同甘草，治胃火，食入即吐；同当归、槟榔，治痢初起；同黄芩、沉香、礞石为丸，名滚痰丸。

甘遂为臌胀要药，极损真元。【毒草】面裹煨热用。同大戟各一两，慢火炙研，每服一字，水半盏，煎三五沸服，治水臌胀。

商陆与遂戟同功，最为剥削。【毒草】刮去皮，水浸一宿，黑豆拌蒸。功同大戟、甘遂。有坚硬不作脓者，名曰石痈。用商陆根捣擦之，干即易，以软为度。

---

①月令通纂：明黄谏撰。是书删《周拓月览》中杂而荒诞者，与《农桑撮要辑》合为一书，附录作者平素抄录方药，取《月令》冠于书前。今佚。黄谏（1403—1465），明代知名学者，字廷臣，号卓庵，又号兰坡，明代庄浪卫（今甘肃省永登县）人。

朴硝软坚润燥，能攻肠胃三焦。元明粉之功，比硝略缓。【石部】即皮硝。芒硝同大黄、厚朴、枳实，治胃实积聚。时珍曰：朴硝下降、属水性寒，与硝石上升、属火性温为异，《本经》《别录》谓主治略同，误也。元明粉即朴硝经炼，性稍和缓，用代朴硝。

竹沥降火消痰，又主中风癫痉。天竹黄之用，较沥稍和。【苞木】截竹尺余，架砖上，中间火炙，两头承取沥。同桔梗、甘草、麦冬，治肺痿咳嗽；同姜汁，治中风及小儿狂语。天竹黄，大竹之津气结成，即竹内之黄粉。

竹茹润燥除烦，且理崩中之症。【苞木】刮去青皮，用第二层。入肺、胃。同麦冬、半夏、甘草、生姜，治呕哕。

竹叶消痰止咳，更宁咳喘之疴。【苞木】入少阴、太阴。同石膏、知母、麦冬、甘草，治壮热口渴；同竹根煎汤，洗妇人子宫下脱。

最畅肺金，开音利便须通草。【蔓草】同蝉衣、薄荷，治音哑；同赤苓、车前，利小便；同猪蹄煎服，治乳汁少；同菊花煎汤洗，头风痛。

善清肝火，散结消瘿用夏枯。【隰草】同连翘、银花、贝母、花粉、紫背天葵，治一切瘰疬。又可代柴胡升发，并代甘菊清肝。

代赭平肝，吐衄噎翻当用。【石部】煅红，醋淬水飞，同旋覆、参、夏、姜、枣。治伤寒汗吐下后，心下痞硬噫气；同金器煎服，治小儿惊证。

地榆止血，崩中热痢须图。【山草】取上截炒黑，用稍反行血。入下焦血分。同黄连、银花，治血痢。

蒲公英治疔毒乳痈，溺淋亦效。【菜部】入阳明。凡患乳痈者，同忍冬煎，入酒少许服，捣敷亦良。

侧柏叶止吐崩血痢，汤火宜涂。【香木】炒用，或生用。同生地、旱莲，治吐血；同人参、阿胶，止血崩；同槐花、荆芥炭，治肠风；捣烂水调，涂汤火伤。

牛黄开窍，清心解热可凉惊。【兽部】同犀角、琥珀、天竺黄、钩藤，治小儿惊痫。

海石软坚，入肺化痰能止嗽。【石部】为末，蜜丸，治久嗽。

凝水石，时邪热甚当须。【石部】唐宋诸方用凝水石，即石膏。

钩藤钩，惊瘛眩旋并救。【蔓草】久煎则无力。同炙甘草三钱煎服，治痫症初起，大人头旋目眩，小儿惊啼瘛疭，用之为君。

射干解毒，消痰降火，且利咽喉。【毒草】治喉闭，擂汁醋和，噙之引涎，即通。

贯众治崩，止带化瘀，更清斑痘。【毒草】浸水缸中，日饮其水，能辟时疫。

淡豉除烦清热，善透皮毛。【造酿】入肺。同葱白，治伤寒初起。

水萍利水祛风，最开肌腠。【水草】丹溪曰：浮萍发汗，胜似麻黄。

清咽喉，理痰嗽，治痘疹，急采牛蒡子。【隰草】入肺。同紫草、犀角、生地，治痘血热不出；同桔梗、甘草，治风热咽痛，音哑膈闷。

除湿热，通五淋，消肿满，须用海金沙。【隰草】入小肠、膀胱。得栀子、牙硝、蓬砂，治伤寒热狂。

风痹诸黄兼癣疥，白鲜皮有效。【山草】取皮用。入脾、胃、膀胱。一味白鲜皮煎服，治产后风甚效，世医止施之疮科，浅矣。

热淋尿闭同癫疝，地肤子为佳。【隰草】入膀胱。叶作浴汤，去皮肤风热丹肿；洗眼，除雀盲涩痛。

瞿麦通淋，逐下焦之湿热。【隰草】同蒲黄，治产后淋。

桑皮止嗽，泻肺经之火邪。【灌木】刮去薄皮，取白。或生用，或蜜炙。同米仁、茯苓、赤小豆，治水肿；同沙参、北五味、黄芪，治虚劳；同糯米，治吐血咳嗽。

喉疼胸热溺淋，木通最妙。【蔓草】入心、肺、膀胱。同牛膝、生地，治尿血。

肿满痈疮湿疟，防己堪夸。【蔓草】入太阳。同黄芪、桂枝、茯苓，治皮水。

歌曰：润肝明目密蒙花。【灌木】同黄柏为末，蜜丸，临卧服，治目翳。

地骨除蒸止嗽嘉。【灌木】甘草水浸一宿。入肺、肝、肾。同青蒿，退虚热。

石韦清金通水道。【石草】拭去背上黄毛，微炙，为末三钱，米饮下，治崩中漏下。

疟魃①疳障夜明砂。【禽部】淘净焙。小儿魃病，以红纱袋盛佩之。

此篇皆是寒凉性，对症投之靡不瘥。

---

① 魃（bá 拔）：此处指魃病，为儿科病名。《保婴撮要》载："小儿魃病者，妇人怀妊时，有鬼神触胎所致。其状微利，寒热往来，毛发争宁，情思不悦。宜服龙胆汤。"

热性门

寒凉既述，热性当明。考诸书之笺注，知药石之功能。

观夫附子回阳，补肾命之火，兼逐风寒湿气。【毒草】剥去皮脐，甘草水泡浸。反半夏、贝母、瓜蒌。通行十二经。同人参、肉桂、五味，补肾真阳；同白术，除寒湿；同肉桂、牛膝、青皮，治寒疝；同栀子，等分酒煎，加盐服，治疝痛，其效甚速。

干姜燥湿，祛脏腑之寒，更消积胀瘕癥。【菜部】通肢节，宣脉路。同人参、白术、甘草，治虚寒泄泻；同人参、陈皮，治胃虚呕逆；同四物汤，治产后发热；同六一散，治白痢；同赤石脂、粳米，名桃花汤，治少阴不利，便脓血。

侧子是附子旁生，治手足诸痹，故达四肢毛窍。【毒草】

黑姜系干姜炮黑，除胃中积冷，又能去污生新。【菜部】

乌头乃附子之母，有暖土逐风之力。【毒草】

煨姜即老姜煨成，得和中止呕之勋。【菜部】

天雄治风寒湿痹，暖下焦而补肾命。【毒草】

生姜能祛寒发表，去秽恶而通神明。【菜部】同大枣，调和荣卫；同茶叶，治赤白痢疾。

乌附尖吐风痰，癫痫为妙。【毒草】

生姜汁援卒暴，噎膈堪称。【菜部】同白蜜，微火煎熬，治久嗽。

肉桂平肝补命，更能引火归元。【香木】去粗皮，不见火。同人参、炮姜、附子，治中寒腹痛；同姜黄、枳壳、甘草、姜、枣，治左胁痛胀；同当归、牛膝，治冬月产难，产门不开。桂心入心、脾血分，同丁香，治痘疮灰塌。

桂枝发汗解肌，抑且调和营卫。【香木】入手太阴、足太阳。同白芍、甘草、生姜、大枣，治太阳中风证。

散寒湿，补命火，止蛔痛，川椒之用无惭。【果部】去闭口者，炒去微汗。同人参、干姜、饴糖，名大建中汤，治中寒腹痛。

行水道，消水臌，定喘急，椒目之功不愧。【果部】同巴豆、菖蒲、松脂、黄蜡，为挺，纳耳中，一日一易，治耳聋神效。

秦椒散寒湿，杀虫止痛且通经。【果部】

胡椒化食停，开膈消痰犹暖胃。【果部】蜈蚣咬伤，用胡椒嚼封之。荜澄茄即胡椒之大者。

吴萸止痛，配茯苓疗不食吐酸。【果部】滚汤泡去苦烈汁。用黄连水炒止呕，盐水炒治疝，醋炒治血。入肝、脾。配人参、姜、枣，名吴茱萸汤，治呕涎头痛；配肉桂、炮姜为丸，名和中丸，治寒湿腹胀；配黄连、白芍，治痢。

草果消痰，偕知母除寒热疟祟。【芳草】面裹煨热，取仁用。偕厚朴、槟榔、知、苓、芍、草，名达原饮，治瘟疫初起；偕常山，截疟如神。

祛痰暖胃治水泻，荜茇为高。【芳草】醋浸一宿，焙干用。同蒲黄炒，等分蜜丸，治妇人血气作痛，月事不调；同细辛，治因寒牙痛。

逐疟温中止脘疼，良姜可贵。【芳草】东壁土①拌炒用。同五灵脂，治心脾冷痛。子名红豆蔻，醒脾解酒。

巴豆攻瘕痞，且破脏腑沉寒。【乔木】炒熟去油用，少许即止，庶不损伤真阴。同雄黄、郁金，治缠喉急痹；用一粒，纸裹，以针刺孔通气，塞耳聋。

牵牛治水肿，兼消痃癖气块。【毒草】取子淘去浮者，舂去皮，酒蒸研细。入肺、大肠。有黑、白二种，黑者力速。同茴香，名禹功散，治寒湿水疝，阴囊肿胀，大小便不利。

燥脾胃，补心命，除冷痛，必须益智。【芳草】盐水炒。同白茯苓、白术末，治赤白浊；同远志、茯神、甘草为丸，治赤浊；同人参、五味、山萸，治淋沥。

补虚劳，益阳道，治脚痹，当进仙茅。【毒草】糯米泔浸一宿，去赤汁，则毒自出。唐婆罗门②始进此药。

蠡实七疝可效。【隰草】即马蔺子，花治同。七疝者，即寒、水、气、血、筋、狐、癫也。

芫花五水能消。【隰草】反甘草。真米醋煮过，晒干用。同甘遂、大戟等分，枣十枚，治水饮。五水者，即风、皮、正、石、黄汗也。

---

① 东壁土：日升山房本作"车生土"。

② 婆罗门：梵语音译，义译为净行、净裔。婆罗门为印度早期社会种姓制度中的最高阶级，自称是梵天的后裔，世袭祭司，掌握神权；后引申泛指出家的修行人。

除风消肿逐瘀攻，姜黄力猛。【芳草】入肝、脾。同当归、延胡、肉桂，治积血痛；同肉桂末，治中寒心痛。

解郁调经治冷痢，艾叶功超。【隰草】揉捣如绵，为熟艾，灸火用之，能透诸经而除百病。妇人丸散，醋煮捣饼，再为末用。煎服宜鲜者。同四物、阿胶，治胎动下血。

凤仙子开膈软坚，可使临盆易产。【毒草】一名急性子，花能活血，又治蛇伤，擂酒服效。根捣烂噙咽，化鱼骨鲠，下即以温水漱口，恐损牙齿。

续随子破血行水，顿教月闭通调。【毒草】去壳细研用，纸包压去油，黑痣赘疣，涂之自落。

蓬莪术行水消瘀。【芳草】煨透，乘热捣之，入气分；或醋磨、酒磨，或煮熟用，入血分。入肝。同荆三棱，治积聚诸病。

刘寄奴除癥破血。【隰草】同蒲黄、通草，治产后淋。

韭子补肝益肾，又疗精遗。【菜部】同龙骨、桑螵蛸，治遗尿白淫。蒸晒炒研。

薤白下气调中，更宁喘急。【菜部】根如蒜，取白用。同瓜蒌、白酒，治胸痹背痛。

莱菔子利气定喘嗽，又散风寒。【菜部】同苏子、芥子，治老人气实痰喘。

白芥子豁痰通经络，犹医咳逆。【菜部】煎汤不可太熟，熟则力减。同白术、枣肉为丸，治胸膈痰饮。

南星治风攻积，主化痰涎。【毒草】以矾汤或皂角汁浸三昼夜，曝用；或酒浸一宿，蒸熟用。入肝、肺、脾。同防风等分为末，名玉真散，治破伤风、刀伤、扑损，如神。胆星用牛胆制之，去其燥性，热痰惊风最宜。

半夏和胃强脾，善开郁结。【毒草】反附子。浸七日，逐日换水，沥去涎，切片，姜汁拌炒。同人参，治反胃；同陈皮，治痰饮；同茯苓、甘草丸，名消暑丸，治伏暑；同黄连、瓜蒌实，名小陷胸汤，治心下坚；同谷芽、砂仁，开胃进食。

威灵仙宣五脏，行气祛风。【蔓草】通行十二经络，治骨鲠极效。歌曰：铁脚威灵仙，砂糖和酒煎；一口吞下去，铁剑软如绵。

使君子治五疳，杀虫消积。【蔓草】凡有虫病，每月上旬空心食数枚，亦可煨食。

破滞用槟榔，截疟杀虫犹止痢。【果部】同木香调气；同枳壳宽肠。

和脾须大腹，宽胸行水且消痰。【果部】酒洗，或黑豆汤洗。同茯苓皮、生姜衣、陈皮、五加皮，治脾虚肤肿。

小茴寒疝无妨，亦可苏中理气。【菜部】炒黄，或用盐水炒。又八角茴香，一名舶茴香，功用略同。本草谓小茴、八角皆性平，屡用觉燥热，故附此。

大茴脚气有验，还宜补命暖丹。【菜部】炒研细末，以猪腰剖开入内，用湿纸裹煨热，空心食之，盐酒送下，治肾虚腰痛。

皂角治中风口噤，亦是开喉妙品。【乔木】去皮、子、弦。或蜜炙、酥炙，绞汁烧灰用。同白矾，吐中风痰；同细辛末，吹喷嚏。

皂刺救胎衣不下，又为托毒神丹。【乔木】痈疽未溃之神药，已溃勿服。

干漆行水疗伤，最破年深结滞。【乔木】炒令烟尽为度，或烧存性。同䗪虫、桃仁、延胡、牛膝，治瘀血作痛；同川楝、鹤虱、槟榔、乌梅，治一切虫病；同桃仁、红花、丹皮、乳、没，治女子月闭。

芜荑杀虫化积，能疗幼稚惊疳。【乔木】得五谷虫，治疳。得诃子、豆蔻，治冷痢。

蛇床子补肾命，洗女人之阴痒。【芳草】微炒。同黄柏、续断、茯苓，治带下。

五加皮祛风湿，舒筋骨之拘挛。【灌木】入肝、肾。得二活、二术、草薢，治风寒湿成痹；得续断、杜仲、牛膝、巴戟，治肾虚寒湿作腰痛。酿酒最良。

厚朴调中散湿，破血消痰。【乔木】刮去粗皮，切片，姜汁炒。入脾、胃。同槟榔、木香、川连，治痢初起；同生姜、藿香、制半夏，治胃寒呕逆。

青皮泻肺疏肝，削坚化痞。【果部】去瓤切片，醋拌炒。同人参、鳖甲，治疟母；同枳壳、肉桂、川芎，治左胁胀痛。

苏子宽胸开郁，和芥菔，能医喘满痰多。【芳草】炒研。和白芥子、莱菔子，治喘满痰盛；和葶苈子，枣肉捣丸，治水盛上攻，喘急不得卧。

紫苏发汗解肌，协砂陈，可以安胎理气。【芳草】入气分，兼入血分。协缩砂、陈皮，理气安胎；协藿香、乌药，温中止痛；协当归、川芎，和血散血。

刺蒺藜通乳闭，力能催产消癥。【隰草】去刺，酒拌蒸。入肝、肺。同当归，治月经不通；同贝母，治胎衣不下。

谷精草治头疼，功善明眸去翳。【隰草】得木贼草、密蒙花，专治目病除翳，得桔梗、射干，治喉痹。

甘松止心痛，又主风疳。【芳草】煎汤洗。脚膝浮肿。

山奈①疗腹疼。更祛瘴疠。【芳草】

木香疏肝行气，泻痢为宜。【芳草】磨汁用，或面裹煨。同延胡索，治女人血气刺心，痛不可忍；同牵牛、雷丸、槟榔，治虫积；同黄连、白芍，治痢积。

乳香止痛催生，痈疽兼理。【香木】水飞研。通行十二经。同紫花地丁、银花、白芷、贝母、夏枯，治一切痈疽疔肿；同蒲黄、五灵脂、延胡索，治产后儿枕作痛。

砂仁有调中之妙，宁嗽消痰。【芳草】炒，去壳研。得檀香、豆蔻，入肺；得人参、益智，入脾；得黄柏、茯苓，入肾；得赤石脂，入大小肠。

乌药有顺气之能，治风住痢。【香木】酒浸一宿炒，亦有煅研用者。入脾、肺、膀胱、肾。同益智仁等分，山药糊丸，盐汤下，治小便频数。

藿香治霍乱，止心腹之痛绞。【芳草】入肺、脾气分。得缩砂、炒盐，治霍乱；得木瓜，治霍乱转筋。

香薷却暑气，散皮肤之湿蒸。【芳草】宜冷服。同厚朴、扁豆，治一切伤暑；同茯苓、车前、木瓜，消水肿；单用，煎汤含漱，治口臭极效。

白芷散风湿，且理头疼牙痛。【芳草】微焙。入肺、胃。同甘菊、蒺藜，治头风侵目泪出；同黄芪、皂角、赤芍药，排脓止痛。

白附去风痰，更主中风失音。【毒草】炮用，入阳明。得南星、半夏，能豁风痰；得僵蚕、全蝎、钩藤，治小儿急惊。

行气调中消风食，白豆蔻之力。【芳草】去壳微焙，研细。入肺、脾。得人参、藿香、姜、橘，治中寒反胃；得蒺藜、木贼草，去白睛翳膜。

祛寒燥湿温脾胃，草豆蔻之勋。【芳草】去膜微炒。同木香、苍术，治寒湿作泻。

荔枝核散滞气，而医癫疝。【果部】烧存性。同大茴末，酒调服，名荔香散，治疝痛。

————————————

① 山奈（nài 耐）：姜科，多年生宿根草本。地下茎块根状，有香气，可入药，也可作香料。

胡桃肉利三焦，而补命门。【果部】润燥养血，去衣用；敛涩，连衣用。同破故纸，治虚寒喘嗽，腰脚酸痛。

化湿去风，蚕沙最效。【虫部】淘净晒干。同伏龙肝、阿胶末，空心温酒服，治女子血漏。

辟邪健骨，虎骨称能。【兽部】同当归、赤芍，治遍身骨节痛，治反胃。

伏龙肝乃灶心之黄土，调中止血治遗精。【土部】水调服三钱，治子死腹中；以醋调涂痈肿，亦效。

百草霜系灶突之烟煤，消积住红除疟痢。【土部】

丁香温胃壮阳事，亦医疝癖奔豚。【香木】同柿蒂，名丁香柿蒂汤，治久病呃逆；同白蔻，名神香散，治胸脘气痛。

沉香下气坠痰涎，犹愈心疼冷痹。【香木】入汤剂，磨汁用；入丸、散，碾用。同木香、藿香、砂仁，治中恶腹痛；同紫苏、白蔻、柿蒂，治胃冷之呃。

白檀香调脾畅肺，足启胸怀。【香木】同白芍，止腹痛；同谷芽，进饮食。

降真香止血生肌，尤驱怪异。【香木】同生地、丹皮、白芍，治怒气伤肝吐血。多烧能祛狐媚。

上通脑顶，下行足膝，外透皮肤治疮癣，苍耳之力堪矜。【毒草】同薄荷、辛夷、白芷，治鼻渊。

表能发汗，里可和中，下医带浊治肠风，苍术之功须记。【山草】糯米泔浸，焙干，或芝麻炒。合黄柏为二妙散，再加牛膝为三妙散，皆治痿要方。

藁本散太阳之风寒，头疼可止。【芳草】同羌活、葱白，治冬月受寒；同木香，治雾露轻邪中于上；单用煎汤，治小儿疥癣。

辛夷解上焦之风热，九窍能通。【香木】去外皮毛，微焙。同甘菊、薄荷，治鼻渊。

麻黄主疗伤寒，兼定喘哮咳逆。【隰草】发汗用茎，去节；止汗用根节。或用醋汤略泡，晒干。亦有用蜜水炒者。入足太阳、手太阴。同桂心，治风痹冷痛；同桂枝、甘草、杏仁、姜、枣，治寒伤营；根同黄芪、牡蛎末，小麦汤下，治自汗。

细辛能治水气，并宣耳鼻喉咙。【山草】反藜芦，拣去双叶。入手足少阴。同石膏，治阳明火热齿痛；同归、芎、芍、草、白薇，治子宫冷不孕。

独活搜少阴之伏风，痫痹奔豚功中奏。【山草】同生地，治风热齿痛；同寄生、桂枝、牛膝，治风寒湿三痹。

羌活治太阳之游风，中风厥痉妙无穷。【山草】同川芎，治太阳、少阴头痛；同大黄、厚朴、枳实，治中风实闭。

倘逢血病与伤寒，当求荆芥。【芳草】连穗用，治血；炒黑用，入肝经气分，兼行血分。用三钱焙研，豆淋酒调服，治产后血晕。

如遇风邪同湿症，必用防风。【山草】入肺、肝。同黄芪、白术，固表止汗。

斯汇热品以成篇，无不班班可考；庶应临时而酌用，自然一一有功。

温性门

细参温性，补品偏多，平时读之有益，临证用之无讹。

应知白术培脾，能燥能润。【山草】糯米泔浸，土炒，或蜜水炒。同枳实作汤治水饮，作丸治面黄食不化；同白芍、茯苓，治脾虚肌热；同牡蛎、石斛、浮小麦，治脾虚盗汗；同白芍、肉果丸，治脾虚泄泻。

甘草补土，能泻能和。【山草】反大戟、芫花、甘遂、海藻。生用泻火，炙用和中。复脉汤用之为君；同桔梗，名甘桔汤，治喉痹肺痈；同白芍，名甲己汤，治泻；同白芍、黄芩，名黄芩汤，治痢。

人参益气生津，虚劳可治。【山草】反藜芦。入肺、脾。独用名独参汤，治气血暴脱；同熟地，名两仪膏，治气血两虚；同附子，名参附汤，又名一气汤，追散失元阳；同二地、二冬为丸，名人参固本丸，治肺劳虚热。

熟地补阴培土，须发能乌。【隰草】九蒸九晒，入足三阴。同知母、黄柏、猪脊髓，和蜜丸，名大补阴丸，治水虚火炎；同当归、炙甘草，名贞元饮，治元海无根，肝肾两损；同砂仁，治胎动下血；同醋炒黄芪，治肠风不止。

炙黄芪益气补中，欲泻火生芪有功，护卫芪皮有效。【山草】或酒炒，盐水炒。炙芪同桂枝、芍、草、防风，治表虚有汗；同白芷、银花、皂角，托毒排脓。

全当归温中活血，欲养血归身可进，破血归尾可图。【芳草】酒制；治吐血宜醋炒。入心、肝、脾。同黄芪，治血虚发热；同人参、川芎，治产难倒生；归身同枣仁、人参，治心虚不寐；归尾同丹参、香附，治月闭不行。

理虚补水，宜乎沙苑蒺藜。【隰草】炒用。同菟丝子、枸杞子，治肝虚；专为末服，治一切郁症，明二三十年之目疾。

益肾滋肝，须用金毛狗脊。【山草】去毛切，酒拌蒸。得鹿茸、艾叶、蛇床子，治冲任带脉虚寒；得牛膝、五加皮，治脚弱；得杜仲、怀山药，治腰痛。

巴戟天益精补肾，更理湿风。【山草】去心，酒浸焙用。得苁蓉、枸杞、鹿茸，治阴痿；得橘核、荔枝核、金铃子，治肾虚疝气。

干桑葚滋水生津，且通关节。【灌木】得女贞子，补肝肾。

枸杞子养肝肾而强筋骨，犹能明目去风。【灌木】酒润蒸。同五味子，治痉夏；同熟地、白术，治肾虚目暗。

肉苁蓉补肾命且理劳伤，亦可填精暖膝。【山草】酒浸一宿，蒸透，又酥炙用。同黄芪，治肾气虚；同五味，治水泛成痰；单用白酒煎服，治老人便闭。

锁阳治痿弱，补阴阳又滑大肠。【山草】酥炙。功用与苁蓉相仿。

覆盆缩小便，益肾肝故医目疾。【蔓草】去蒂淘净，捣饼，酒拌蒸。同菟丝子、车前子、北五味、沙苑蒺藜，名五子衍宗丸，治男子精气亏乏之无子。

山茱萸暖腰膝，除痹固精。【灌木】去核用。入肝、肾。同山药、杜仲、淮牛膝，治肾虚腰痛；同人参、五味、益智仁，治老人小便淋沥。

菟丝子理劳伤，明眸止泄。【蔓草】酒淘净，晒干，入煎剂再微炒，研破。凡丸药中都用菟丝饼，取其研末易细。入足三阴。同麦冬为丸，治心肾不足，口干怔忡；同淮牛膝，治腰痛；同茯苓、石莲子，治白浊。

何首乌补精血，又主痈疮痔漏。【蔓草】九蒸九晒用。入肝、肾。同参、归、姜、橘，治气血两虚之久疟。赤者外科称为疮帚藤，名曰夜交藤，治不寐。

乌贼骨治寒湿，能医吐血肠风。【鱼部】炙黄，入血分。舌衄不止者，同蒲黄等分，为末涂之；跌破出血，敷之亦效。

腽肭脐①原来海狗肾，阴痿精寒可用。【兽部】用酒浸一日，纸裹炙香锉捣，或于银器中，以酒蒸熟合药。

---

① 腽肭脐（wànàqí 袜那其）：中药名，一名海狗肾，海狗的阴茎和睾丸。

混沌皮即是紫河车，虚劳损极称功。【人部】长流水洗极净，酒煎，焙干研末，或煮烂捣碎入药。

蛤蚧能益水上源，故宁久嗽。【鳞部】洗去鳞，内不净及肉毛，酥炙，或蜜炙，或酒浸焙。入肺、肾。时珍曰：益气扶羸，功同羊肉；补肺止渴，功同人参。

獭肝治传尸鬼疰，尤可杀虫。【兽部】阴干为末。獭为阴物，昼伏夜出，故治鬼疰。

补肾用海参，主兴阳痿。【鱼部】有刺名刺参，无刺名光参。

养阴须淡菜，治吐鲜红。【介部】同杜仲、银杏，治腰痛带下。

辟邪消肿疗折伤，当寻鹿角。【兽部】醋磨，涂肿毒；为末，酒服，治折伤。

益肾填精治损怯，宜进鹿茸。【兽部】酥涂，灼去毛，微炙，亦有酒炙者。同熟地、杜仲、巴戟、苁蓉，治腰痛阴痿。麋茸、麋角，功用与鹿相仿而温性差减。时珍曰：鹿补右肾精气，麋补左肾血液。

紫石英养肝血，主虚寒不孕。【石部】火煅醋淬七次，研末水飞。同白薇、艾叶、阿胶，治女人不孕。

白石英润肺燥，治阴痿吐脓。【石部】《十剂》曰：湿可去枯，白石英、紫石英之属。

赤石脂肠澼可医，崩遗可止。【石部】研粉水飞，入血分。白石脂入气分，治同。

钟乳石虚劳能补，乳汁能通。【石部】入阳明气分。

泽兰叶通经散郁，理瘕癥。【芳草】入肝、脾。同归、芎、益母、桃仁，治产后恶露不尽。

红蓝花活血破瘀，治产晕。【隰草】酒喷微焙。入肝经。以新汲水煎浓，冲童便热服，治胎死腹中，产后血晕。

芎䓖去瘀行气，还医头痛筋挛。【芳草】入肝、胆。同甘菊、熟地、当归，治血虚头痛；同当归、桂心、牛膝，治子死腹中。

茜草止血通经，犹疗五黄扑损。【蔓草】入肝经血分。同地黄、茅根、麦冬，治吐血、衄血；同地、芍、荆芥，治肠风下血。

续断补腰壮骨，犹暖子宫。【隰草】酒浸用。入肝、肾。独用治产后诸症；

同杜仲、枣肉为丸，治胎不安；同平胃散，治时痢甚效。

杜仲益肾养肝，且安胎孕。【乔木】去粗皮锉，或酥炙、酒炙、蜜炙。盐酒炒、姜汁炒断丝。单用治腰痛；同续断、砂仁，治胎前一切杂症。

海松子苏中理肺，医大肠虚秘，咳嗽无宁。【果部】同火麻仁、柏子仁，白蜡为丸，治大肠虚秘。

酸枣仁敛汗醒脾，治胆虚不眠，心神不定。【灌木】生用入肝、胆，炒熟入心、脾。同知母、茯神、甘草，名酸枣仁汤，治虚烦不寐。

菖蒲宣九窍，兼逐风痰。【水草】去毛微炒。同熟地、黄柏，治肾虚耳聋；专为末，搽湿疮。

远志主聪明，能通心肾。【山草】去心，甘草水浸一宿用。同龟版、龙骨、石菖蒲，名孔圣枕中丹，治读书善忘。

补肾虚，疗伤折，骨碎补为尊。【石草】刮去黄赤毛，细切，蜜拌蒸晒。同乳香糊丸，名金针丸，治虫牙痛，塞蛀孔中即止。

治血病，止诸痛，五灵脂最稳。【禽部】研末，酒飞去砂石用。行血宜生，止血宜炒。同木香、乌药，治血气刺痛；同泽兰、延胡索，治恶露不尽。

旋覆花下气行痰消水肿。【隰草】蒸用，煎剂绢包。入肺。同半夏、代赭石、人参、甘草、姜、枣煎，治伤寒汗下后，心下痞坚，噫气不除。

霞天曲补中益气化虚痰。【兽部】即黄牛肉汁和半夏末为曲。

天仙藤即木香藤，消肿治风最易。【蔓草】同茯苓皮、大腹皮，治子肿；单用酒煎，治疝气神效。

没石子①是无石子，涩精止痢何难。【乔木】拣去虫食成孔者。单用治牙痛，研末，绵裹咬之，涎出即定。

止嗽安蛔涩大肠，乌梅有效。【果部】单治火炎头痛；同川黄连，治赤痢。

化痰住嗽开喉痹，紫菀无妨。【隰草】同杏仁、蒌壳、桔梗，治喉痹。

延胡索治折伤，调经破血除诸病。【山草】生用破血，炒用调血，酒炒行血，醋炒止血。入气分兼入血分。同芎、归、香附，治经闭；同朴硝，治蓄血。

胡芦巴去寒湿，补命回阳且暖丹。【隰草】淘净，酒浸，曝，或蒸，或炒。

_____

① 没石子：中药名，又名没食子、无食子等，为没食子蜂的幼虫寄生于没食子树幼枝上所产生的虫瘿，功效涩肠、固精、止咳、止血、敛疮。

同吴茱萸、小茴香、巴戟，治癞疝冷气。

橘皮主痰饮痕癥，且理气家诸病。【果部】入肝、脾气分。治痰咳，蜜水炒；化寒痰，姜汁炒；入下焦，盐水炒。同甘草末，名二贤散，治膈中痰饮；同白术丸，名宽中丸，治脾虚胀满。

百部治传尸鬼疰，更医咳嗽多般。【蔓草】去心皮，酒浸焙。《千金方》用百部熬膏入蜜，不时取服，可疗三十年久嗽。

淫羊藿即是仙灵脾，补肝肾之阳，又主冷风劳气。【山草】去枝，羊脂拌炒。浸酒治偏风不遂，水涧腰痛；专为末，泡汤漱，治牙疼。

补骨脂原名破故纸，补命门之火，故治虚泻腰酸。【芳草】酒浸蒸用，亦有童便乳浸盐水炒者。同杜仲、胡桃，名青娥丸，治腰痛；同肉蔻，名二神丸，治肾虚泄泻。

惊痫眩晕用天麻。【山草】湿纸包煨熟，切片，酒浸一宿，焙。入肝经气分。同桑叶、钩藤、半夏，治头旋目眩。子名还筒子，定气补虚。

风痹贼风须稽豆。【壳部】俗名马料豆。同甘草，解百毒；同归身，蒸服，治血枯。

五味补虚敛汗，明目固精。【蔓草】蜜酒拌蒸，晒干焙。同淫羊藿，治阴虚阳痿；入六味丸，名都气丸，治水虚火炎劳嗽之症。

杏仁润肺行痰，宽胸止嗽。【果部】去皮、尖炒研。发散连皮尖研。讱庵又谓：留尖取其发，连皮取其涩。同淡豉、贝母、沙参、栀皮、桑叶、梨皮，名桑杏汤，治秋燥。

银杏温金益气，止带定哮。【果部】同莲子、米仁、樗白皮，治带下。

山楂消食去痰，散瘀托痘。【果部】同小茴香丸，治疝气。

款冬化痰润肺，可医咳逆喘气，以及喉痹痿痹。【隰草】甘草水浸一宿，曝用，亦有用蜜炙者。同麻黄、杏仁、桑皮、甘草，治寒郁气喘。

诃子敛肺涩肠，能治泻痢脱肛，并止带崩嗽呕。【乔木】酒蒸一伏时，去核焙。生用清金行气，熟用温胃固肠。得白术、莲子，治久泻；得椿皮、杜仲，治白带。

治霍乱之转筋，除寒湿之泻痢，必用木瓜。【果部】入肝、脾、胃。同砂仁、藿香，治霍乱转筋；同米仁、五加皮，治脚气。

健脾胃而理气，止咳嗽而化痰，还须佛手。【果部】

大枣头补中益气调营卫。【果部】红枣功用相仿。

石榴皮止泻除崩又杀虫。【果部】白石榴花研末吹鼻，止衄血。

红曲活血去瘀，治痢疗伤奏效。【造酿】入营分。合六一散，名清六丸，治赤痢。

神曲化痰消食，调中止泻多功。【造酿】炒用。同苍术，健脾燥湿；单用炒研，酒服，能回乳。

化食和中，麦蘖谷芽功仿佛。【谷部】俱炒用。二药功用相仿，但谷芽之性较麦蘖平和，为稍异耳。

补脾润肺，饴糖糯米用相同。【谷部】仲景建中汤用饴糖，取其补脾；钱乙阿胶散用糯米，取其补肺。

按症而投，调治既见不忒；随时而变，应用于以无穷。

平性门

平和诸药，亦当细详，考之有准，用之无妨。

党参益气补中，除烦最合。【山草】同白术、莲子，调病后脾亏最要。

芡实扶脾固肾，解暑诚良。【果部】蒸熟捣粉。涩精药或连壳用。同莲子肉、白茯苓，治脾虚泄泻。

南沙参利金和土犹宁嗽。【山草】功同北沙参，而力稍逊。

怀山药清肺培脾又固肠。【菜部】同熟地、杜仲、故纸，治肾虚腰痛；同扁豆、米仁、莲子，治脾虚泄泻。藤上所结者，名零余子，味甘性温，益肾补虚。

益脾胃，填精髓，壮筋骨，除风湿，黄精效速。【山草】去须，九蒸九晒用。同熟地、天冬酿酒，可去风益气血。

补气血，止烦渴，愈中风，却寒热，玉竹功彰。【山草】去毛，蜜水或酒浸，蒸用。同黄精、桑葚、首乌，能驻颜。

茯苓行水益脾，可安惊悸，而苓皮又医肤肿。【寓木】得橘皮、半夏，化痰；得车前、泽泻，利湿。皮能消肿，五皮饮用之。

茯神安神益智，又补心虚，而心木可主健忘。【寓木】同沉香丸，名朱雀丸，治心神恍惚。心木一名黄松节，同乳香末，名松节散，治一切筋挛疼痛。

柏子止汗宁神而祛鬼魅。【香木】蒸晒，炒研去油。入心、脾、肝、肾。同松子仁、火麻仁，治大便虚秘。

琥珀安神破血，更利膀胱。【寓木】以柏子仁入瓦锅同煮半日，捣末。同乳、没、延胡，治产后血晕；同麦冬、竹叶，治小便不通。

龙眼最补心脾，而神衰可复。【果部】严氏归脾汤用为向导。

燕窝善调虚损，而痰嗽多尝。【禽部】入肺。色红紫名血燕，功用相仿。

润肺金而定咳逆，宜乎巴旦杏仁。【果部】

已劳嗽而止红痰，端合冬虫夏草。【山草】入脾、肾。

涩精住泻，金樱子之能。【灌木】去刺核，研，或熬膏。同芡实丸，名水陆二仙丹，治滑精。

益气强筋，南烛子之效。【灌木】同旱莲草、没石子、何首乌，能乌须发。

扁豆消暑湿，且使脾强。【谷部】生用或炒研。同厚朴、香薷，消暑气；同四君、莲肉，扶脾土；同枳椇、葛花，解酒毒。

百合医久嗽，可将肺保。【菜部】花白者入药。同款冬花，名百花膏，治久嗽痰血。

木耳主治诸血，乃痔漏之佳珍。【菜部】入肠、胃。石耳明目益精。

阿胶亦治诸血，为女科之至宝。【兽部】蛤粉炒化痰，蒲黄炒止血。酒化、水化，童便和用。入肝、肾、肺。同参、芪、地、芍，治血崩；同四物、艾、芩，治胎漏；同杏仁、兜铃、糯米，治肺虚咳血；同生地、蒲黄，治吐血、衄血；同黄连、茯苓，治下痢赤白；同白术、地黄、灶心黄土，治便血。

龙骨涩精止汗，崩带可夸。【鳞部】酒浸水飞，或酒煮火煅，亦有生用者。入心、肝、肾。同牡蛎、白芍，治梦遗；同白石脂，止泄泻。

龙齿镇心安魂，惊痫必要。【鳞部】同琥珀、牛黄、金箔、竹沥，治癫狂、惊痫。

蒲黄生用行血，炒黑能治崩带。【水草】入血分。同五灵脂，名失笑散，治心腹血气痛。

卷柏生用通经，炙之乃疗肠红。【苔草】

三棱破气攻坚，犹通血闭。【芳草】醋浸炒，或面裹煨。入肝经血分。同蓬术、青皮、延胡、牡蛎，消一切癥瘕积聚。

香附调经解郁，复主崩中。【芳草】生用上行胸膈，熟用下走肝肾。或童便、盐水、蜜水、姜汁、酒、醋炒用。同川芎，治气郁头痛；同丹参，调气血。

败酱又名苦菜，治产后诸病，并痈疡肿毒。【隰草】用根、苗。

薇衔一号鹿衔，疗风湿痹痛，及惊痫贼风。【隰草】

石楠浸酒愈头风，利筋骨还须生用。【灌木】同秦艽，治行痹。

牛膝本来通经闭，补肝肾亦凭酒功。【山草】下行生用，滋补药酒浸蒸。同熟地、狗脊，治肾虚脚弱；同当归、川芎，治女人经闭。

赤柽柳解毒透风，能医痧疹。【乔木】一名西河柳。

云母石下气治疟，亦疗疽痈。【石部】入肺。金疮出血，细研敷之，极效。

大豆黄卷消水散瘀除胃热，可使筋挛得展。【造酿】井华水发。

王不留行催生下乳愈痈疮，且教血脉能通。【隰草】

生新去瘀，力诩丹参。【山草】反藜芦。入心与包络。古云：一味丹参散，功同四物汤。同麦冬、花粉、沙参，除烦热；同牛膝、木瓜、草薢，治足痹。

行血祛风，功推苏木。【乔木】入三阴血分。同人参，治产后血晕。

桑枝通关节，故治臂疼。【灌木】

藕节散瘀血，还医热毒。【果部】

桃仁治大肠燥秘，血痢经停。【果部】泡去皮、尖，炒研。双仁者勿用。妇人阴痒，杵烂，用绵裹塞；产后阴肿，捣烂敷之，亦良。

莲子主泻痢带崩，遗精白浊。【果部】去心。同山药、芡实、熟地，治遗精。莲须功用略同，而涩精止血较胜。

枇杷叶清肺胃而降火痰。【果部】拭去毛。胃病姜汁涂炙，肺病蜜水涂炙。同竹茹、麦冬、刀豆壳，止呃逆；同款、菀、杏、桑、木通等分，大黄减半，蜜丸，治劳嗽将成。

桑寄生安胚胎而和血脉。【寓木】入肝、肾。同阿胶、艾叶，治胎动腹痛。

止茎中痛，除淋浊，效在草梢。【山草】

治黄疸症，通热淋，功归萹蓄。【隰草】同车前、桔梗，治淋痛。

御米壳涩肠敛肺，宁嗽收肛。【谷部】醋炒，或蜜炙。入肺、肾、大肠。

金银花养血补虚，治痈止渴。【蔓草】藤名鹭鸶藤，治同。同紫花地丁、连翘、贝母，治一切疔毒；同地榆、黄连，治一切血痢。

萆薢治风寒湿痹，而坚筋骨。【蔓草】入肝、肾。同菖蒲、益智、乌药，治白浊；同杜仲、淮膝，治腰脚痹软。

猪苓开腠理发汗，且利膀胱。【寓木】去皮。同茯苓、泽泻、滑石、阿胶，名猪苓汤，治伤寒渴欲饮水，小便不通。

枳椇子除烦渴而解酒毒。【果部】

郁李仁消水肿而通大肠。【灌木】汤浸去皮、尖，蜜炙，研如膏。同当归、苁蓉、火麻仁，治血虚便秘。

荷叶助脾，化瘀托痘。【果部】同升麻、苍术，名清震汤，治雷头风。按：头面肿痛疙瘩是也。

升麻解毒，散火升阳。【山草】去须、芦用。有恐其升发者，用蜜水炒。入肺、脾、胃。同葱白，散阳明风邪；同石膏，止阳明头痛；同葛根、芍、草，治阳明热邪，斑疹不透；同参、芪、二术，治脾虚久泻。

润燥结于回肠，大麻仁之力。【谷部】去壳捣用，同苏子等分，煮粥食，治老人诸虚风秘，及产后便难。

散风邪于上部，蔓荆子为强。【灌木】同羌活，散太阳；同桑、菊，治目疾。

葛根鼓胃气上腾，止渴生津，伤寒最要。【蔓草】合桂枝汤及麻黄，治太阳无汗恶风；合甲己汤及黄连，治腹痛赤痢。葛花解酒良。

桔梗载诸药上浮，开喉住咳，快膈称良。【山草】去浮皮，泔浸微炒。入心、肺、胃。同甘草，治喉痹；同枳壳，治胸满；同贝母、巴霜，名结胸汤，治痰在中焦；同生脉散，治小便闭。

秦艽活血祛风，疸黄可饵。【山草】入肝、胆、肠、胃。同葛根、茵陈、木通，治酒疸；同三妙散及苡仁，治下部湿热。

马勃清音止咳，喉痹堪尝。【苔草】同焰硝等分为末，治走马喉痹，每吹一字，吐涎血即愈；蜜丸如桐子大，每服二十丸，治久咳不止。

平肝下气化顽痰，急服青礞石。【石部】研末水飞。同沉香、大黄、黄芩合丸，名滚痰丸，治实热老痰，怪症百病。

止痢治崩援产难，速用禹余粮。【石部】研细水飞。入肠、胃。同赤石脂末，人参汤下，治下焦虚脱；同干姜末，治赤白带下。

白兔屎治劳疳，犹明眼目。【兽部】

紫檀香和营血，且敷金疮。【香木】

露蜂房惊痫能定，而牙痛能疗。【虫部】煎汤含漱，止虫牙痛。

瓦楞子老痰可消，而血积可破。【介部】火煅，醋淬研。

目翳恶疮同产难，蛇蜕须尝。【蛇类】皂角水洗净，或酒洗。

喉风痰核及惊疳，僵蚕当佐。【虫部】糯米泔浸，焙干去丝。同胆星、全蝎、钩藤，治小儿急惊。

合欢皮生新和血，且养心脾。【乔木】同白蜡入膏药，能长肌肉，续筋骨，甚捷。

木贼草发汗明眸，又清风火。【隰草】去节能发汗，取其中空而轻。

刺猬皮，胃气可开痔可医。【兽部】同穿山甲等分，烧存性。入肉豆蔻一半，空心米饮下一钱，治五痔下血。

桑螵蛸，淋闭可通精可固。【虫部】炙黄，或醋煮汤泡，煨用，或蒸透再焙。同白龙骨等分为末，每服一钱，盐汤下，治虚劳盗汗，遗精白浊。

散瘀定痛，没药无疑。【香木】水飞研。没药散瘀，乳香活血，皆能消肿生肌，故每兼用。

理血补阴，血余不误。【人部】煅存性。入肝、肾。研末吹鼻，止鼻衄。

吸铁石定怔忡，更补肾虚。【石部】

海桐皮去风湿，能行病所。【乔木】入血分，煎服治虫牙痛，含漱亦妙。

中风失音，痰迷昏晕，用荆沥庶可回生。【苞木】取荆沥，如寒性门取竹沥法。丹溪曰：实痰用荆沥，虚痰用竹沥，并宜姜汁助送，则不凝滞。

惊痫眩掉，口眼㖞斜，得全蝎自然痊可。【虫部】全用谓之全蝎，去足焙；尾名蝎梢，其力尤紧。同白附、僵蚕末，名牵正散，酒下一钱，治口眼㖞斜。

百药煎化痰止嗽，上理肺心。【虫部】风热牙痛，泡汤含漱。

陈廪米利湿除烦，中安胃府。【谷部】

伤寒无汗，葱白当需。【菜部】隐居曰：白冷青热，《伤寒》方中不得用青。同生姜煎，治伤寒头痛；炒熨小腹，治小便闭胀；青葱叶，治水病足肿。

肝肾有亏，胡麻可补。【谷部】同桑叶蜜丸，名扶桑丸，除风湿，润五脏。壁虱胡麻，一名亚麻，治大疯疮癣。

此皆平性之功能，不揣愚衷而作赋。

药性大略

凡酸属木，入肝；苦属火，入心；甘属土，入脾；辛属金，入肺；咸属水，入肾。此五味之义也。

凡青属木，入肝；赤属火，入心；黄属土，入脾；白属金，入肺；黑属水，入肾。此五色之义也。

凡酸者，能涩、能收；苦者，能泻、能燥、能坚；甘者，能补、能和、能缓；辛者，能散、能润、能横行；咸者，能下、能软坚；淡者，能利窍、能渗泄。此五味之用也。

凡寒、热、温、凉，气也；酸、苦、甘、辛、咸、淡，味也。气为阳，味为阴。气厚者为纯阳，气薄为阳中之阴；味厚者为纯阴，味薄为阴中之阳。气薄则发泄，气厚则发热；味厚则泄，味薄则通。辛甘发散为阳，酸苦涌泄为阴；咸味涌泄为阴，淡味渗泄为阳；轻清升浮为阳，重浊沉降为阴。清阳出上窍，浊阴出下窍；清阳发腠理，浊阴走五脏；清阳实四肢，浊阴归六腑。此阴阳之义也。

凡轻虚者浮而升，重实者沉而降。味薄者升而生，象春。气薄者降而收，象秋。气厚者浮而长，象夏。味薄者沉而藏，象冬。味平者化而成，象土。气厚味薄者浮而升，味厚气薄者沉而降，气味俱厚者能浮能沉，气味俱薄者可升可降。酸咸无升，辛甘无降，寒无浮，热无沉。此升降浮沉之义也。

凡质之轻者，上入心肺；重者，下入肝肾。中空者发表，内实者攻里。为枝者达四肢，为皮者达皮肤，为心为干者内行脏腑。枯燥者入气分，润泽者入血分。此上下内外，各以其类相从也。

有相须者，同类而不可离也；为使者，我之佐使也；恶者，夺我之能也；畏者，受彼之制也；反者，两不可合也；杀者，制彼之毒也。此异同之义也。

肝苦急，急食甘以缓之；肝欲散，急食辛以散之，以辛补之，以酸泻之。心苦缓，急食酸以收之；心欲软，急食咸以软之，用咸补之，以甘泻之。脾苦湿，急食苦以燥之；脾欲缓，急食甘以缓之，用苦泻之，以甘补之。肺苦气上逆，急食苦以泄之；肺欲收，急食酸以收之，用酸补之，以辛泻之。肾苦燥，急食辛以润之，开腠理，致津液，通气也；肾欲坚，急食苦以坚之，用苦补之，以咸泻之。此五脏补泻之义也。

辛走气，气病无多食辛；咸走血，血病无多食咸；苦走骨，骨病无多食苦；甘走肉，肉病无多食甘；酸走筋，筋病无多食酸。此五病之所禁也。

凡酒制升提，姜制温散。入盐走肾而软坚，用醋注肝而收敛。童便除劣性而降下，米泔去燥性而和中。乳制润枯生血，蜜制甘缓益元。陈壁土炒，藉土气以补中州；面煨曲制，抑酷性勿伤上膈；黑豆甘草汤渍，并解毒致令平和；羊酥 猪脂涂烧，咸渗骨容易脆断。去穰者免胀，去心者除烦。此制治各有所宜也。

十八反歌

本草明言十八反，
半蒌贝蔹及攻乌。乌头反半夏、瓜蒌、贝母、白蔹、白及。
藻戟遂芫俱反草，甘草反海藻、大戟、甘遂、芫花。
诸参辛芍叛藜芦。藜芦反人参、沙参、苦参、丹参、细辛、芍药。

十九畏歌

硫黄原是火之精，朴硝一遇便相争。

水银不与砒霜共，狼毒怕见密陀僧。

巴豆性烈最为猛，偏与牵牛不顺情。

丁香弗使郁金见，牙硝难合荆三棱。

川乌草乌不共犀，_{犀角}。人参最怕五灵脂。

官桂善能调冷气，若逢石脂便相欺。

校注后记

一、作者生平

《医家四要》由江诚、程曦、雷大震纂，系三人将师长雷丰平日选读之书，以"脉、病、方、药"四要为纲，辑录历代医书，撮其精要，别类分门，编成歌赋而成，并经雷丰鉴定刊行。

雷丰（？—1888），字少逸，一字松存。其父雷逸仙，好读书，喜诗文吟咏，精通医学。雷丰擅长治疗温病、时症，著有《时病论》，另辑《灸法秘传》。

江诚（生卒年不详），为雷少逸弟子，字抱一。民国《衢县志》谓其"以媚母多病，弃儒习医，从游雷氏之门。性沉静，寡言笑。于医理剖析入微，凡他医所束手者，诚治之每获生。而志气高傲，贫者或不取资，富者非敦请再三不往，于宦家尤甚"。除《医家四要》外，著有《医粹》一书，另增补萍香居士《本草诗》，细按本草功能编为七言绝句，而成《本草诗补》，原本均未见。

程曦（生卒年不详），雷少逸弟子，原名大曦，字锦雯，一作敬文，监生出身，原籍安徽歙县，侨居衢州西安县已数世。医术之外，长于诗文及数学。《安徽通志稿》载其"从三衢雷少逸游，得其薪传。乃与同门江诚、雷大震共纂是书（《医家四要》）"。另整理注释其先祖程正通医著《仙方遗迹》，现存光绪九年（1883）稿本；又题《仙方注释》，收于《六一草堂医学丛书》。

雷大震（生卒年不详），雷少逸之子，字黻廷、馥亭、福亭，曾于杭州湖墅行医。

《医家四要》为三人师门承训必读之要言，因"脉、病、方、药"四者为医者必具基本功，故名。本书成于清光绪十年（1884），共四卷。全书掇少逸平日选读之书，分门别类，括歌汇赋，加以心得之语而成，去泛删繁，辞明义显，便于记诵，刘国光赞其为"医家至要至约之诀"。

二、版本流传

据《医家四要》刘国光序落款"光绪十年岁次甲申季夏中浣知衢州府事楚北安州刘国光宾臣氏撰"，可知书成于清光绪十年（1884）。初为雷氏家藏版，后几经传抄翻刻。现存主要版本有：清光绪十二年（1886）豫章邓灿堂刻本、1916年上海千顷堂书局石印本、1921年无锡日升山房刻本、成都昌福公司铅印本，以及两种清代抄本。

现将主要版本情况介绍如下。

1. 清光绪十二年（1886）豫章邓灿堂刻本

此版本共四册，版框半叶 16.0cm×12.7cm，半叶 8 行，行 20 字，白口，左右双边，单黑鱼尾。全书书名页有"安陆刘宾臣观察、三衢雷少逸先生鉴定"及"养鹤山房藏板"，每卷书名页亦有"养鹤山房藏板"字样，牌记示"光绪丙戌春上浣开刻"，并有刻工信息"豫章邓灿堂手梓"。

养鹤山房系雷氏家族堂号，雷父雷逸仙著有《养鹤山房诗稿》，雷少逸在其医著《时病论》落款时也多有提及，如"雷丰少逸氏题于养鹤山房""少逸山人识于养鹤山房"等，此版本经时任衢州知府的刘国光（字宾臣，湖北安陆人）及雷少逸本人鉴定，内容最为可靠，故选定为本次校注的底本。书影见图1，图2。

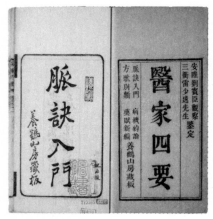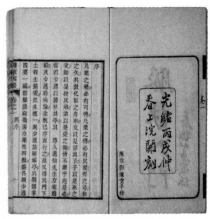

图 1　浙江图书馆藏清光绪十二年（1886）豫章邓灿堂刻本

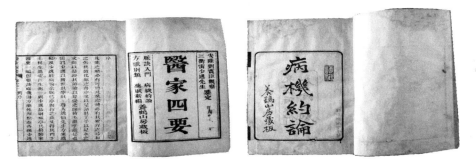

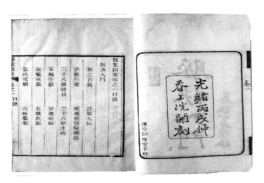

图2 辽宁中医药大学图书馆藏清光绪十二年（1886）豫章邓灿堂刻本

2. 1921年无锡日升山房刻本

此版本共四册，版框半叶15.6cm×12.7cm，半叶8行，行20字，白口，左右双边，单黑鱼尾。全书书名页有"安陆刘宾臣观察、三衢雷少逸先生鉴定"及"无锡日升山房藏板"，每卷书名页有"无锡日升山房藏板"字样，牌记示"民国十年辛酉巧秋之吉刊行"，第一卷《脉诀入门》书名页另有"校正无讹"字样。《中国中医古籍总目》著录此版本为"清光绪无锡日升山房刻本"，显误。

此版本为初刻本外唯一木刻本，刻印清晰美观，讹误较少，可资选为主校本。书影见图3。

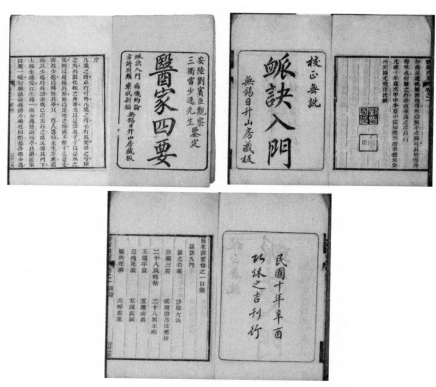

图 3　上海图书馆藏 1921 年无锡日升山房刻本

3. 其他版本

除两种木刻本外，《医家四要》另有石印本、铅印本及抄本存世，分别为 1916 年上海千顷堂书局石印本（图 4）、成都昌福公司铅印本（图 5），以及两种清代抄本（图 6）。

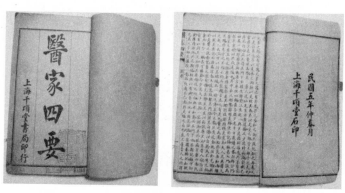

图 4　浙江图书馆藏 1916 年上海千顷堂书局石印本

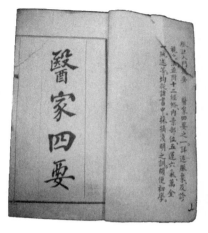
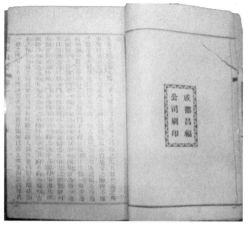

图 5　四川省图书馆藏成都昌福公司铅印本

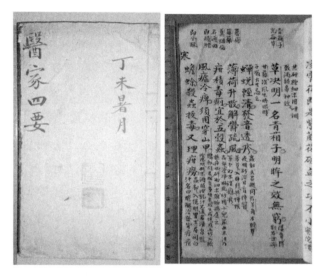

图 6　内蒙古自治区图书馆藏清光绪三十三年（1907）抄本

三、学术概要

《医家四要》以脉、病、方、药为纲，辑录历代医书，分门别类，归纳整理而成，为医学入门、临证备要之必读佳作。现就其主要学术特色，分述如下。

1. 步步为营，理法方药悉备

所谓"医家四要"，不外脉、病、方、药：凡临证必先诊脉，故以脉开篇；脉诀既识，当熟悉病机；病机既明，当知丸散汤方；若要遣方得当，则药性必须熟读，先贤辨证论治，也必循此规范。卷一以脉入门，共收专论四十八篇，附论一篇，虽未言明孰轻孰重，但"五脏平脉""五脏病脉""五脏死脉""五脏真脉""脉决死期""营卫脉象"以及"问证"七篇当为重中之重。卷二阐释病机，精选"古方七十二论"，并参以己见，结合雷氏临证经验作了删补。卷三论方，收录三百余方，按主治分为四十类，方后所附"立方有君臣佐使""七方""十剂""煎药用水法"亦为处方须知。卷四为新编药赋，"仿东垣寒热温平之赋，新编四篇，较多一百余品"，以对偶句形式撰写了药物的主治功用，后附"药性大略""十八反歌""十九畏歌"三则。四卷读来，丝丝入扣，步步为营，不难想见雷氏临证之思路清晰，严谨缜密。

2. 溯本究学，源流了然清明

《医家四要》系"掇少逸平日选读之书，别类分门"而编就，具备一定中医类书的编撰特点，但较传统类书的"述而不作"，本书"既述又作"，不仅载述师长学术见解，还参有己见。历代医著中其实不乏此类"准中医类书"，这类医籍往往不重视文献出处，从而更显《医家四要》难能可贵。本书中大量引用经典及前贤著作内容，不仅逐条注明出处，更对文字严加校勘，少有错漏；其间或有注释发挥，或使用小字以区别于原文，或注明"丰按""程曦曰""江诚曰"等。雷氏虽尊经崇古，但并不迷信前人旧说，对于部分引述内容觉有"欠妥之处"，则"遵其条目而删补之"，并在卷首"凡例"中作了交代，读来一目了然。究此学风的成因，或与雷氏一门儒学背景有关，衢州雷氏医学传承数代，雷少逸、江诚、程曦、雷大震四人便是典型的医儒相济之士，重视经典、治学严谨，但不惟纸上猜度，并未因尊古而禁锢理论思维和临证创新。

3. 由博返约，理论实践结合

清代的中医学界经历了前代学术发展高潮，对经典和前人医著的继承和整理是这个时期的主要特点，其中清早中期由于文字狱大兴，学界出现"逃世"倾向，中医理论研究也多偏重于文献方面，脱离临证。同时还有部分医著为"自矜为不传之秘"，故意"艰其门径，涩其句读"，以致"医之说愈繁，医之途愈杂"。雷氏医学诞生于清晚期，或正是有感于上述时弊，编写《医家四要》时去泛删繁，由博返约，力求辞明义显，全书文句严谨工整，但全无艰涩难懂之处。以第三卷"方歌别类"为例，编者将当时常用的三百余方，按主治病证分为四十类，以某方治某病为重点，提纲挈领，括为长歌，尤其适于临床，且朗朗上口，便于记诵。又如第四卷"药赋新编"，在每品药物之下，一一载明功效主治、炮制之法、相须同类，还标明草木金石各部，以备参考。

4. 师徒相授，学术传承范例

《医家四要》是对雷少逸平日读书、课徒资料的归纳整理，又依临床需求择其精要，分门别类，是精华浓缩读本和条分缕析之作。编纂者程曦、江诚悉为雷少逸入室弟子，而雷大震则为雷少逸哲嗣，本书实乃三人师门承训之际日常诵读之要言，雷氏师徒、父子传道治学想必基于是编。其中不仅蕴含雷少逸对中医脉、病、方、药的理解与体会，也包含三人的发挥与诠释，堪称学术传承之范例。清末正值中医办学高潮，雷氏教学虽仍是传统的师承模式，但本书的编排体例已具备一定中医启蒙教材的特点，尤其适用于学者入门，足可见雷氏于传道治学一途所倾注的心力。

综上所述，《医家四要》以"去泛删繁，辞明义显"为原则，以"便于记诵，极易入门"为特色，以编就"医家至要至约之诀"为目的。全书源清流明，提纲挈领，理法方药俱全，炮制宜忌悉备，实属医学入门之必读佳作。

《浙派中医丛书》总书目

原著系列

格致余论 　　　　　　　　　规定药品考正·经验随录方

局方发挥 　　　　　　　　　增订伪药条辨

本草衍义补遗 　　　　　　　三因极一病证方论

丹溪先生金匮钩玄 　　　　　察病指南

推求师意 　　　　　　　　　读素问钞

金匮方论衍义 　　　　　　　诊家枢要

温热经纬 　　　　　　　　　本草纲目拾遗

随息居重订霍乱论 　　　　　针灸资生经

王氏医案·王氏医案续编·王氏医案三编 　　针灸聚英

随息居饮食谱 　　　　　　　针灸大成

时病论 　　　　　　　　　　灸法秘传

医家四要 　　　　　　　　　宁坤秘笈

伤寒来苏全集 　　　　　　　宋氏女科撮要

侣山堂类辩 　　　　　　　　产后编

伤寒论集注 　　　　　　　　树蕙编

本草乘雅半偈 　　　　　　　医级

本草崇原 　　　　　　　　　医林新论·恭寿堂诊集

医学真传 　　　　　　　　　医林口谱六治秘书

医无闾子医贯 　　　　　　　医灯续焰

邯郸遗稿 　　　　　　　　　医学纲目

通俗伤寒论

专题系列

丹溪学派 　　　　　　　　　针灸学派

温病学派 　　　　　　　　　乌镇医派

钱塘医派 　　　　　　　　　宁波宋氏妇科

温补学派 　　　　　　　　　姚梦兰中医内科

绍派伤寒 　　　　　　　　　曲溪湾潘氏中医外科

永嘉医派 　　　　　　　　　乐清瞿氏眼科

医经学派 　　　　　　　　　富阳张氏骨科

本草学派 　　　　　　　　　浙江何氏妇科

伤寒学派

品牌系列

杨继洲针灸 　　　　　　　　王孟英

胡庆余堂 　　　　　　　　　楼英中医药文化

方回春堂 　　　　　　　　　朱丹溪中医药文化

浙八味 　　　　　　　　　　桐君传统中药文化